AF546740

KAROLIN FISCHER

Schüssler Salze

BUCH FÜR EINSTEIGER

Die richtige Anwendung der 27 Salze
individuell und leicht für mehr Energie,
Gesundheit und Wohlbefinden

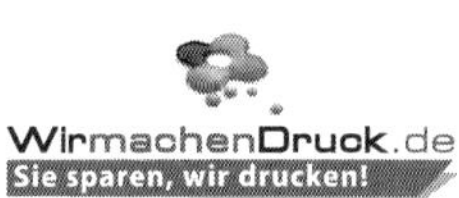

Alle Ratschläge in diesem Buch wurden vom Autor und vom Verlag sorgfältig erwogen und geprüft. Eine Garantie kann dennoch nicht übernommen werden. Eine Haftung des Autors beziehungsweise des Verlags für jegliche Personen-, Sach- und Vermögensschäden ist daher ausgeschlossen.

Email: info@edition-jt.de
www.edition-jt.de

JT Handels UG
Berumer Str. 44
26844 Jemgum

Inhalt

Schüßler-Salze und ihre beeindruckende Vielfalt

Liebe Leserinnen und Leser,

willkommen zu einer faszinierenden und aufschlussreichen Reise in die Welt der Schüßler-Salze! Dieses Buch lädt Sie ein, die langjährige Tradition und die wissenschaftlichen Grundlagen der Mineralsalz-Therapie, die von Dr. Wilhelm Heinrich Schüßler begründet wurde, zu erkunden. Sie werden die vielfältigen Einsatzmöglichkeiten dieser seit über hundert Jahren bewährten Heilmethode erforschen und deren Potenzial für unsere Gesundheit erkennen.

Ziel ist es, Sie umfassend über die wissenschaftlichen Erkenntnisse und Erfahrungen im Zusammenhang mit Schüßler-Salzen zu informieren und Ihnen dabei zu helfen, ein tieferes Verständnis für die Vielfalt der Anwendungsmöglichkeiten zu entwickeln. Diese reichen von der Linderung akuter Beschwerden bis hin zur Unterstützung von chronischen Erkrankungen. Dabei wird eine Brücke gebaut zwischen der traditionellen Schulmedizin und den Schüßler-Salzen, um Ihnen die bestmögliche Versorgung für Ihre Gesundheit und Ihr Wohlbefinden zu ermöglichen und Ihnen aufzuzeigen, wie diese beiden Ansätze sich sinnvoll ergänzen können.

In den kommenden Kapiteln werden die Theorien, Anwendungen und wissenschaftlichen Erkenntnisse rund um die Schüßler-Salze ausführlich beleuchtet. Dabei werden nicht nur die historischen Aspekte betrachtet, sondern auch die neuesten Entwicklungen und Forschungen vorgestellt, um Ihnen einen umfassenden Überblick über dieses spannende und vielseitige Thema zu geben. Darüber hinaus erhalten Sie praktische Anleitungen und Tipps an die Hand, damit Sie die Schüßler-Salze gezielt in Ihrem Alltag nutzen können.

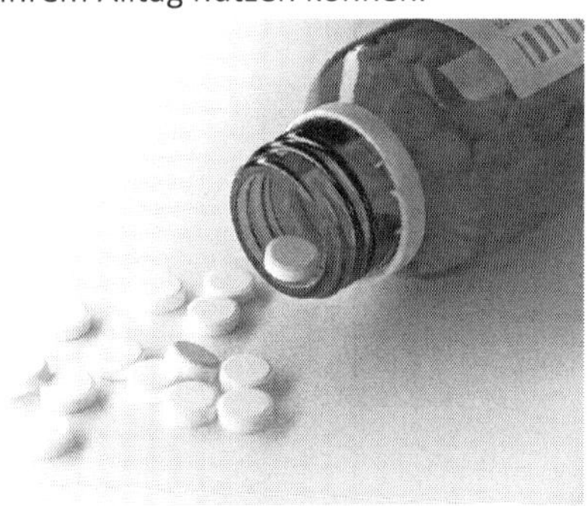

Bereiten Sie sich darauf vor, Ihre Kenntnisse über Medizin und Heilung zu erweitern, Neues zu entdecken und sich von den vielfältigen Möglichkeiten der Schüßler-Salze, basierend auf wissenschaftlichen Erkenntnissen, inspirieren zu lassen. Erkunden wir nun gemeinsam die etablierte Kraft der Schüßler-Salze, um ein gesünderes, glücklicheres und erfüllteres Leben für uns alle zu schaffen – sowohl für uns selbst als auch für die Menschen, die uns am Herzen liegen.

Ein Überblick über die biochemischen Grundlagen

In diesem Kapitel erhalten Sie einen detaillierten und umfassenden Überblick über die biochemischen Grundlagen, die als essenzielles Fundament für das Verständnis der Schüßler-Salze und ihrer Wirkungsweise im menschlichen Körper dienen. Die Biochemie ist eine faszinierende und hochkomplexe Wissenschaft, die sich intensiv mit den chemischen Prozessen, Reaktionen und Interaktionen in lebenden Organismen auseinandersetzt. Um die Rolle von Mineralstoffen und Salzen in unserem Körper vollständig zu verstehen und ihre Bedeutung in der Anwendung der Schüßler-Salze zu erkennen, ist es von großer Bedeutung, sich mit den biochemischen Grundlagen vertraut zu machen.

Zu Beginn des Kapitels werden wir uns ausführlich mit der Bedeutung von lebenswichtigen Nährstoffen auseinandersetzen, wobei der Fokus insbesondere auf Mineralstoffen liegt. Wir werden erläutern, warum diese Elemente für unsere Gesundheit unerlässlich sind und welche Funktionen sie in unserem Körper erfüllen. Anschließend werfen wir einen eingehenden Blick auf biochemische Naturheilverfahren, ihre Geschichte und Entwicklung sowie ihre Anwendung in der Praxis, um ein tieferes Verständnis für diese alternativen Therapieansätze zu erlangen.

Im weiteren Verlauf des Kapitels widmen wir uns ausführlich der Funktion und Bedeutung von Salzen im menschlichen Körper. Dabei werden wir untersuchen, wie sie an verschiedenen Prozessen beteiligt sind, welche Rolle sie bei der Aufrechterhaltung unserer Gesundheit spielen und wie sie in den unterschiedlichen Körpersystemen interagieren.

Abschließend werden wir die Biochemie in unserem Körper genauer betrachten und die Mechanismen und Prozesse analysieren, die im Zusammenhang mit der Wirkung der Schüßler-Salze stehen. Unser Ziel ist es, Ihnen ein umfassendes und fundiertes Hintergrundwissen zu vermitteln, das Ihnen hilft, die Anwendung von Schüßler-Salzen in der Praxis besser nachzuvollziehen und ihre potenziellen Vorteile für Ihre Gesundheit zu erkennen. Durch das vertiefte Verständnis der biochemischen Grundlagen sind Sie bestens gerüstet, um die Schüßler-Salze gezielt und effektiv einzusetzen.

Was ist Biochemie?

Die Biochemie ist ein interdisziplinäres Wissenschaftsgebiet, das sich mit der Untersuchung der chemischen Prozesse und Reaktionen in lebenden Organismen beschäftigt. Sie verbindet Elemente der Chemie, Biologie und Physik, um ein tieferes Verständnis für die molekularen Abläufe innerhalb von Zellen und Organen zu gewinnen. Dabei steht die Analyse von Strukturen, Funktionen und Wechselwirkungen von Molekülen, wie Proteinen, Nukleinsäuren, Lipiden und Kohlenhydraten, im Fokus.

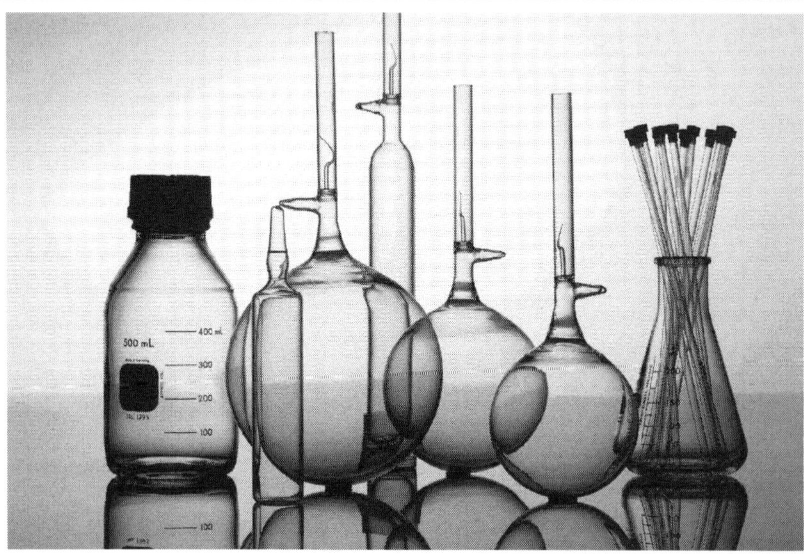

Ein Hauptziel der Biochemie besteht darin, herauszufinden, wie diese Moleküle zusammenarbeiten, um lebenswichtige Funktionen aufrechtzuerhalten und komplexe biologische Prozesse, wie Zellwachstum, Energiegewinnung, Immunreaktionen und die Vererbung von genetischen Informationen, zu steuern.

Ein Beispiel für einen biochemischen Prozess ist die Photosynthese. Dabei handelt es sich um einen Prozess, bei dem Pflanzen, Algen und einige Bakterien mithilfe von Sonnenlicht Kohlenstoffdioxid und Wasser in Glukose (Zucker) und Sauerstoff umwandeln. Dieser Prozess erfordert das Zusammenwirken verschiedener biochemischer Reaktionen und Moleküle, wie Chlorophyll (das für die Absorption von Licht verantwortlich ist) und Enzyme, die die Umwandlung von Kohlenstoffdioxid und Wasser in Glukose katalysieren. Ein weiteres Beispiel ist die Zellatmung, ein Prozess, bei dem Zellen aus Glukose und Sauerstoff Energie in Form von Adenosintriphosphat (ATP) gewinnen.

Dieser Prozess ist essenziell für das Überleben aller aeroben, also sauerstoffabhängigen, Organismen, einschließlich des Menschen, und umfasst eine Vielzahl von biochemischen Reaktionen, wie Glykolyse, Citratzyklus und die oxidative Phosphorylierung (Energiegewinnung) in den Mitochondrien.

Exkurs: Adenosintriphosphat

Adenosintriphosphat, kurz ATP, ist eine Art „Energiewährung" für Zellen in allen lebenden Organismen. Es ist ein Molekül, das Energie speichert und bei Bedarf in der Zelle freisetzt, um verschiedene Aufgaben und Prozesse zu ermöglichen.

ATP besteht aus drei Teilen: Adenin (eine chemische Verbindung), Ribose (eine Art Zucker) und drei Phosphatgruppen. Wenn die Zelle Energie benötigt, spaltet sie eine der Phosphatgruppen ab und setzt die gespeicherte Energie frei. Dabei entsteht Adenosindiphosphat (ADP).

Die Energie, die durch das Spalten von ATP freigesetzt wird, hilft der Zelle, viele wichtige Funktionen auszuführen, wie zum Beispiel Bewegungen der Muskeln, Signale in den Nerven, den Transport von Stoffen oder die Bildung neuer Moleküle.

Um die Energieversorgung der Zelle sicherzustellen, wird ADP wieder zu ATP aufgebaut, indem eine Phosphatgruppe hinzugefügt wird. Dies geschieht durch Prozesse wie Zellatmung oder Photosynthese. So entsteht ein kontinuierlicher Kreislauf, bei dem ATP ständig verbraucht und wieder aufgefüllt wird, um die lebenswichtigen Funktionen der Zelle zu unterstützen.

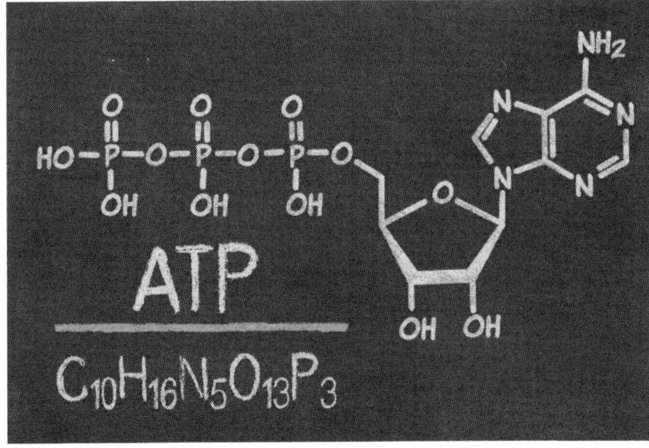

Insgesamt trägt die Biochemie dazu bei, die zugrunde liegenden molekularen Mechanismen von Leben und Gesundheit zu entschlüsseln, und bietet wichtige Erkenntnisse für Medizin, Ernährungswissenschaft, Gentechnik und viele weitere angrenzende Disziplinen.

Lebenswichtige Nährstoffe – Darum sind Mineralstoffe wichtig

Mineralstoffe sind anorganische Nährstoffe, die in kleinen Mengen für das reibungslose Funktionieren unseres Körpers essenziell sind. Sie sind grundlegende Bestandteile unserer Knochen, Zähne, unseres Gewebes und unserer Körperflüssigkeiten. Sie unterstützen zahlreiche Körperfunktionen, wie die Regulierung von Enzymen und Hormonen, die Aufrechterhaltung des Säure-Basen-Gleichgewichts, die elektrische Leitfähigkeit von Nerven und Muskeln sowie die Bildung von Knochen und Zähnen.

Da unser Körper diese Mineralstoffe nicht selbst produzieren kann, müssen wir sie über unsere Nahrung aufnehmen. Sie kommen in verschiedenen Lebensmitteln vor, wie in Obst, Gemüse, Nüssen, Samen, Getreide, Milchprodukten und Fleisch. Je nach Bedarf und Konzentration im Körper werden Mineralstoffe in Makromineralstoffe (auch Mengenelemente genannt) und Mikromineralstoffe (auch Spurenelemente genannt) unterteilt.

Die Bedeutung von Mineralstoffen für unsere Gesundheit kann nicht genug betont werden, da sie für das reibungslose Funktionieren zahlreicher biologischer Prozesse verantwortlich sind. Sie sind unerlässlich für das Wachstum, die Reparatur und den allgemeinen Erhalt der Körperfunktionen. Schüßler-Salze sind eine Art homöopathische Therapie, die auf der gezielten Zufuhr dieser essenziellen Mineralstoffe basiert. Die Schüßler-Salze sollen dabei helfen, eventuelle Mineralstoffmängel im Körper auszugleichen und so das allgemeine Wohlbefinden zu fördern und die Funktionen verschiedener Körpersysteme zu unterstützen.

Unterschied zwischen Makro- und Mikromineralstoffen

Mineralstoffe werden je nach der benötigten Menge im Körper in zwei Hauptkategorien eingeteilt: Makromineralstoffe und Mikromineralstoffe, auch Spurenelemente genannt.

Makromineralstoffe sind Mineralien, die der Körper in größeren Mengen benötigt. Dazu gehören Calcium, Phosphor, Magnesium, Natrium, Kalium und Chlorid. Diese Mineralien sind wichtig für den Aufbau und Erhalt von Knochen und Zähnen, die Regulierung des Wasser- und Elektrolythaushalts, die Muskelkontraktion und die Funktion von Nerven.

Mikromineralstoffe oder Spurenelemente sind Mineralien, die der Körper in geringeren Mengen benötigt. Dazu gehören Eisen, Zink, Kupfer, Mangan, Jod, Selen, Fluor und Molybdän. Obwohl sie in kleineren Mengen benötigt werden, spielen sie dennoch eine wichtige Rolle für verschiedene Körperfunktionen, wie beispielsweise für die Bildung von Hämoglobin, die Funktion des Immunsystems, den Schutz vor oxidativem Stress und die Regulation von Schilddrüsenhormonen.

Sowohl Makro- als auch Mikromineralstoffe sind für die Aufrechterhaltung der Gesundheit und das reibungslose Funktionieren des Körpers unerlässlich. Eine ausgewogene Ernährung, die eine Vielzahl von Lebensmitteln enthält, ist entscheidend, um sicherzustellen, dass der Körper ausreichend mit allen notwendigen Mineralstoffen versorgt wird. In diesem Zusammenhang spielen die Schüßler-Salze eine wichtige Rolle, da sie darauf abzielen, den Mineralstoffhaushalt im Körper im Gleichgewicht zu halten und somit zur Zellgesundheit beizutragen. Die Therapie nach Dr. Schüßler basiert auf 12 Funktionsmitteln und 15 Ergänzungsmitteln, die dazu dienen, den Mineralstoffhaushalt im Körper auszugleichen. Dr. Schüßler erkannte, dass ein Ungleichgewicht im Mineralstoffhaushalt des Organismus zu verschiedenen Erkrankungen führen kann, und entwickelte die Schüßler-Salze, um dieses Gleichgewicht wiederherzustellen. Die Schüßler-Salze sollen dabei helfen, den gesamten Zellstoffwechsel zu beeinflussen und somit die Gesundheit eines Menschen zu unterstützen. Eine ausgewogene Ernährung, die alle notwendigen Mineralstoffe liefert, ist zwar von zentraler Bedeutung, aber die Schüßler-Salze können in bestimmten Fällen als ergänzende Therapie eingesetzt werden, um den Mineralstoffhaushalt im Körper zu regulieren und zur Gesundheit und zum Wohlbefinden beizutragen. Es ist jedoch wichtig, sich bewusst zu sein, dass Schüßler-Salze eine eigenständige Therapieform darstellen und sich in ihrer Argumentation und Anwendung von der Homöopathie unterscheiden.

Wichtige Makromineralstoffe und ihre Funktionen

Um gesund und fit zu bleiben, ist eine ausreichende Versorgung mit Makronährstoffen wichtig. Jeder Makronährstoff übernimmt dabei eine spezifische Funktion.

➢ Calcium

Calcium ist der am häufigsten vorkommende Mineralstoff im menschlichen Körper und spielt eine entscheidende Rolle für den Aufbau und Erhalt von Knochen und Zähnen. Es ist auch für die Muskelfunktion, die Blutgerinnung und die Signalübertragung zwischen Nervenzellen verantwortlich. Eine ausreichende Calciumzufuhr ist für die allgemeine Gesundheit unerlässlich und eine gute Quelle für dieses Mineral sind Milchprodukte, grünes Blattgemüse, Nüsse und Samen.

Empfohlene Tagesdosis: 1000-1300 mg (abhängig von Alter und Geschlecht)

Natürliche Nahrungsquellen:

- ✓ Milchprodukte
- ✓ grünes Blattgemüse
- ✓ Brokkoli
- ✓ Nüsse
- ✓ Samen
- ✓ calciumreiches Mineralwasser
- ✓ Tofu und angereicherte Lebensmittel

➢ **Magnesium**

Magnesium ist ein essenzielles Mineral, das an über 300 enzymatischen Reaktionen im Körper beteiligt ist. Es spielt eine wichtige Rolle bei der Energieproduktion, der Funktion von Muskeln und Nerven, der Regulierung des Blutdrucks und des Blutzuckerspiegels sowie der Knochenentwicklung. Magnesiumreiche Lebensmittel sind Vollkornprodukte, Nüsse, Samen, grünes Blattgemüse und Hülsenfrüchte.

Empfohlene Tagesdosis: 310-420 mg (abhängig von Alter und Geschlecht)

Natürliche Nahrungsquellen:
✓ Nüsse
✓ Samen
✓ Vollkornprodukte
✓ Hülsenfrüchte
✓ dunkelgrünes Blattgemüse
✓ Bananen
✓ Fisch

➢ **Natrium**

Natrium ist ein lebenswichtiges Mineral, das für die Regulierung des Flüssigkeitshaushalts im Körper, die Übertragung von Nervenimpulsen und die Muskelfunktion benötigt wird. Es ist auch ein Bestandteil von Salz, das in vielen Lebensmitteln enthalten ist. Eine ausreichende Natriumzufuhr ist wichtig, aber eine übermäßige Zufuhr kann zu gesundheitlichen Problemen wie Bluthochdruck führen.

Empfohlene Tagesdosis: 1500-2300 mg (abhängig von Alter und Geschlecht)

Natürliche Nahrungsquellen:
✓ Salz
✓ Meeresfrüchte
✓ Fleisch
✓ Eier
✓ Milchprodukte
✓ in geringen Mengen in vielen Obst- und Gemüsesorten

➢ **Kalium**

Kalium ist ein wichtiger Mineralstoff, der für die Funktion von Zellen, Geweben und Organen im menschlichen Körper unerlässlich ist. Es spielt eine entscheidende Rolle bei der Regulierung des Wasser- und Elektrolythaushalts, der Übertragung von Nervenimpulsen, der Muskelfunktion und der Aufrechterhaltung eines normalen Blutdrucks. Lebensmittel, die reich an Kalium sind, umfassen Bananen, Orangen, Kartoffeln, Tomaten, Spinat und Avocados.

Empfohlene Tagesdosis: 2600-3400 mg (abhängig von Alter und Geschlecht)

Natürliche Nahrungsquellen:
✓ Bananen
✓ Orangen
✓ Tomaten
✓ Kartoffeln
✓ Spinat
✓ Hülsenfrüchte
✓ Joghurt
✓ Fisch

➢ **Phosphor**

Phosphor ist ein weiterer wichtiger Mineralstoff, der für den Aufbau und Erhalt von Knochen und Zähnen, die Energieproduktion und die Regulierung des pH-Werts im Körper benötigt wird. Phosphor ist in vielen Lebensmitteln, insbesondere in proteinreichen Lebensmitteln wie Fleisch, Geflügel, Fisch, Eiern, Milchprodukten, Hülsenfrüchten und Nüssen, enthalten.

Empfohlene Tagesdosis: 700-1250 mg (abhängig von Alter und Geschlecht)

Natürliche Nahrungsquellen:
✓ Milchprodukte
✓ Fleisch
✓ Fisch
✓ Eier
✓ Nüsse
✓ Samen
✓ Hülsenfrüchte
✓ Vollkornprodukte

➢ **Chlorid**

Chlorid ist ein essenzieller Mineralstoff, der im Körper hauptsächlich in Form von Natriumchlorid (Salz) vorkommt. Es spielt eine wichtige Rolle bei der Aufrechterhaltung des richtigen Flüssigkeitshaushalts, der Regulierung des pH-Werts im Körper und der Produktion von Magensäure (Salzsäure), die für die Verdauung notwendig ist. Chlorid kommt natürlich in vielen Lebensmitteln vor, insbesondere in solchen, die Salz enthalten, wie zum Beispiel Meeresfrüchte, Oliven, gesalzenes Fleisch und Käse. Es ist wichtig, auf eine ausgewogene Chloridzufuhr zu achten, da sowohl ein Mangel als auch ein Überschuss gesundheitliche Probleme verursachen kann.

Empfohlene Tagesdosis: 2300-3600 mg (abhängig von Alter und Geschlecht)

Natürliche Nahrungsquellen:
- ✓ Salz
- ✓ Meeresfrüchte
- ✓ Fleisch
- ✓ Eier
- ✓ Milchprodukte

Wichtige Mikromineralstoffe (Spurenelemente) und ihre Funktionen

Auch die Versorgung mit Mikronährstoffen ist für die Gesunderhaltung des Körpers wichtig. Sie übernehmen innerhalb unseres Körpers unterschiedliche Aufgaben.

➢ **Eisen**

Eisen ist ein essenzielles Spurenelement, das eine zentrale Rolle bei der Bildung von Hämoglobin spielt, einem Protein, das den Sauerstofftransport im Blut ermöglicht. Es ist auch an der Produktion von Kollagen beteiligt und unterstützt das Immunsystem. Eisenreiche Lebensmittel sind Fleisch, Fisch, Hülsenfrüchte, Nüsse und Vollkornprodukte.

Empfohlene Tagesdosis: 8-18 mg (abhängig von Alter und Geschlecht)

Natürliche Nahrungsquellen:
- ✓ Rotes Fleisch
- ✓ Geflügel
- ✓ Fisch
- ✓ Hülsenfrüchte
- ✓ Vollkornprodukte
- ✓ grünes Blattgemüse
- ✓ Nüsse
- ✓ Samen

➢ **Zink**

Zink ist ein essenzielles Spurenelement, das an zahlreichen Körperfunktionen beteiligt ist, wie z. B. an der Regulierung von Enzymen, der Wundheilung, der Zellteilung und der Funktion des Immunsystems. Lebensmittel, die reich an Zink sind, sind Fleisch, Fisch, Meeresfrüchte, Käse, Hülsenfrüchte und Vollkornprodukte.

Empfohlene Tagesdosis: 8-11 mg (abhängig von Alter und Geschlecht)

Natürliche Nahrungsquellen:
- ✓ Fleisch
- ✓ Fisch
- ✓ Meeresfrüchte
- ✓ Milchprodukte
- ✓ Hülsenfrüchte
- ✓ Vollkornprodukte
- ✓ Nüsse
- ✓ Samen

➢ **Kupfer**

Kupfer ist ein Spurenelement, das an der Bildung von Hämoglobin, der Kollagensynthese und der Energieproduktion beteiligt ist. Es ist auch wichtig für das Immunsystem und die antioxidative Abwehr. Kupferreiche Lebensmittel sind Leber, Schalentiere, Nüsse und Samen.

Empfohlene Tagesdosis: 0,9 mg

Natürliche Nahrungsquellen:
- ✓ Leber
- ✓ Schalentiere
- ✓ Nüsse
- ✓ Samen
- ✓ Vollkornprodukte
- ✓ Hülsenfrüchte
- ✓ dunkle Schokolade

- **Jod**

Jod ist ein essenzielles Spurenelement, das für die Produktion von Schilddrüsenhormonen benötigt wird, die den Stoffwechsel, die Körpertemperatur und die Entwicklung des Nervensystems regulieren. Jodreiche Lebensmittel sind Seefisch, Meeresfrüchte, Algen und jodiertes Speisesalz.

Empfohlene Tagesdosis: 150 µg (abhängig von Alter und Geschlecht)

Natürliche Nahrungsquellen:
- ✓ Jodiertes Speisesalz
- ✓ Meeresfrüchte
- ✓ Algen
- ✓ Milchprodukte
- ✓ Eier

- **Selen**

Selen ist ein Spurenelement, das für die Funktion des Immunsystems, die Schilddrüsenhormonproduktion und die antioxidative Abwehr wichtig ist. Selenreiche Lebensmittel sind Fisch, Fleisch, Vollkornprodukte, Nüsse und Samen.

Empfohlene Tagesdosis: 55 µg (abhängig von Alter und Geschlecht)

Natürliche Nahrungsquellen:
- ✓ Paranüsse
- ✓ Fisch
- ✓ Fleisch
- ✓ Meeresfrüchte
- ✓ Eier
- ✓ Hülsenfrüchte
- ✓ Vollkornprodukte
- ✓ Milchprodukte

- **Mangan**

Mangan ist ein Spurenelement, das an der Bildung von Knochen und Bindegewebe, der Funktion von Enzymen und der Energieproduktion beteiligt ist. Manganreiche Lebensmittel sind Nüsse, Samen, Vollkornprodukte, grünes Blattgemüse und Tee.

Empfohlene Tagesdosis: 1,8-2,3 mg (abhängig von Alter und Geschlecht)

Natürliche Nahrungsquellen:
- ✓ Vollkornprodukte
- ✓ Nüsse
- ✓ Samen
- ✓ Hülsenfrüchte
- ✓ grünes Blattgemüse
- ✓ Ananas
- ✓ Tee

- **Fluorid**

Fluorid ist ein Spurenelement, das für die Gesundheit von Zähnen und Knochen wichtig ist, da es die Remineralisation unterstützt und vor Karies schützt. Fluoridhaltige Lebensmittel sind Fisch, Meeresfrüchte und fluoridiertes Trinkwasser.

Empfohlene Tagesdosis: 3-4 mg (abhängig von Alter und Geschlecht)

Natürliche Nahrungsquellen:
- ✓ Fluoridiertes Wasser
- ✓ Fisch
- ✓ Tee
- ✓ in geringen Mengen in vielen Obst- und Gemüsesorten

Es ist wichtig, eine ausgewogene Ernährung durch eine Vielzahl von Lebensmitteln sicherzustellen, um dafür zu sorgen, dass alle benötigten Mineralstoffe in ausreichenden Mengen aufgenommen werden. In einigen Fällen kann es jedoch erforderlich sein, Nahrungsergänzungsmittel in Betracht zu ziehen, um bestimmte Mangelerscheinungen zu vermeiden. Konsultieren Sie vor der Einnahme von Nahrungsergänzungsmitteln immer einen Arzt oder Ernährungsberater, um sicherzustellen, dass sie für Ihre individuellen Bedürfnisse geeignet sind und Ihren Bedarfen entsprechen.

Die Rolle von Mineralstoffen in verschiedenen Körperfunktionen

Mineralstoffe spielen innerhalb unseres Körpers eine wichtige Rolle. Sie übernehmen Funktionen, die unseren Körper gesund und fit halten, und sind daher ein wichtiger Bestandteil.

➢ **Knochengesundheit**

Mineralstoffe wie Calcium, Phosphor und Magnesium sind entscheidend für die Knochengesundheit. Sie bilden die Hauptbestandteile der Knochenstruktur und sind für deren Festigkeit und Stabilität verantwortlich. Vitamin D unterstützt die Aufnahme von Calcium und Phosphor aus der Nahrung. Eine ausreichende Zufuhr dieser Mineralstoffe ist besonders wichtig für das Knochenwachstum in der Kindheit und Jugend sowie für die Vorbeugung von Knochenschwund (Osteoporose) im Alter.

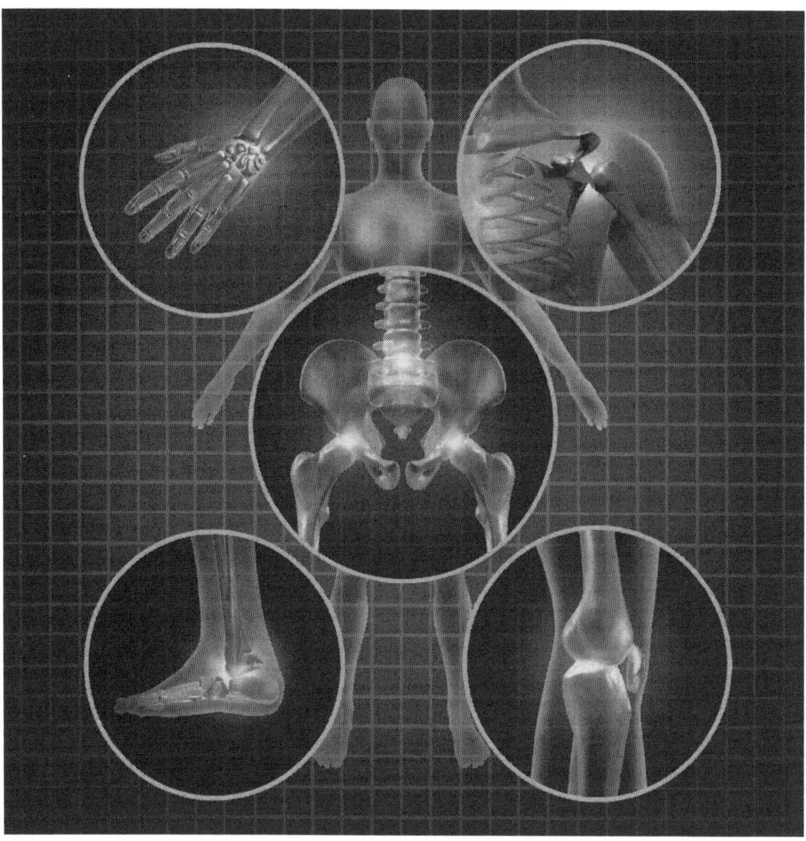

- **Nervenfunktion**

Mineralstoffe wie Natrium, Kalium, Magnesium und Calcium sind an der Weiterleitung von elektrischen Signalen im Nervensystem beteiligt. Sie sind für die Entstehung und Aufrechterhaltung des Ruhe- und Aktionspotentials der Nervenzellen verantwortlich. Eine ausgewogene Zufuhr dieser Mineralstoffe ist daher wichtig für eine gesunde Nervenfunktion und eine effiziente Signalübertragung zwischen den Zellen.

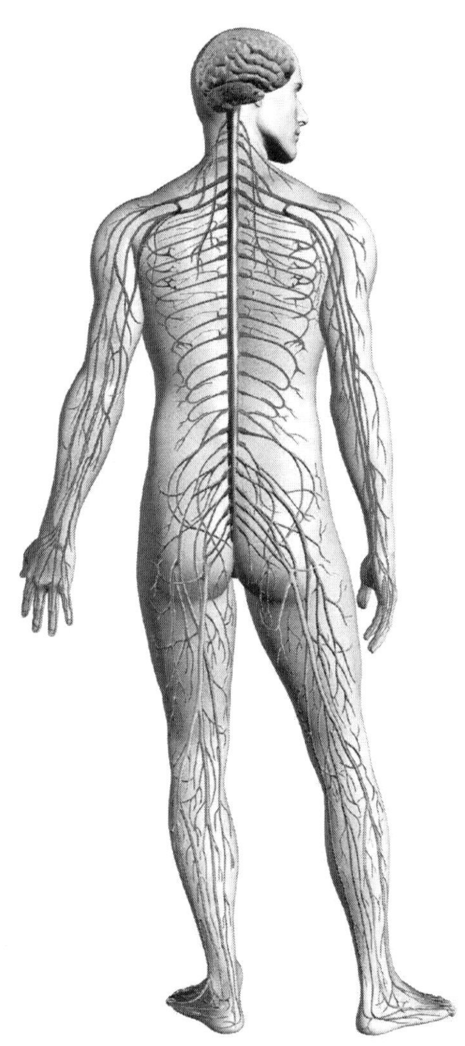

➢ **Enzymaktivität**

Viele Mineralstoffe, wie Zink, Kupfer, Mangan und Magnesium, sind an der Aktivierung und Funktion von Enzymen beteiligt, die chemische Reaktionen im Körper beschleunigen. Sie sind notwendig für die Umwandlung von Nährstoffen in Energie, die Synthese von Proteinen und die Entgiftung von schädlichen Substanzen.

➢ **Energieproduktion**

Mineralstoffe wie Phosphor und Magnesium sind entscheidend für die Produktion von Adenosintriphosphat (ATP), der Hauptenergiequelle für Zellen. Sie sind an verschiedenen Stoffwechselwegen beteiligt, die zur Umwandlung von Nährstoffen in nutzbare Energie führen. Eine ausreichende Versorgung mit diesen Mineralstoffen ist daher wichtig für die Energieproduktion und das allgemeine Wohlbefinden.

➢ **Flüssigkeitshaushalt**

Mineralstoffe wie Natrium, Kalium und Chlorid sind für die Aufrechterhaltung des Flüssigkeitshaushalts im Körper unerlässlich. Sie sind an der Regulierung des osmotischen Drucks und der Verteilung von Wasser zwischen den verschiedenen Körperkompartimenten beteiligt. Eine ausgewogene Zufuhr dieser Mineralstoffe ist wichtig, um den Flüssigkeitshaushalt im Gleichgewicht zu halten und die ordnungsgemäße Funktion von Zellen und Organen zu gewährleisten.

Wie Mineralstoffmangel entsteht und mögliche Folgen

Mineralstoffmangel kann aus verschiedenen Gründen entstehen und hat unterschiedliche Auswirkungen auf die Gesundheit. Einige der häufigsten Ursachen für Mineralstoffmangel sind:

Ungesunde Ernährung: Eine Ernährung, die arm an frischem Obst, Gemüse, Vollkornprodukten und anderen nährstoffreichen Lebensmitteln ist, kann zu einer unzureichenden Aufnahme von Mineralstoffen führen.

Verarbeitete Lebensmittel: Verarbeitete Lebensmittel enthalten oft weniger Mineralstoffe als ihre unverarbeiteten Gegenstücke. Der Konsum von zu vielen verarbeiteten Lebensmitteln kann daher zu einem Mangel an Mineralstoffen führen.

Nährstoffverluste bei der Lebensmittelverarbeitung: Bei der Zubereitung von Lebensmitteln, wie beispielsweise beim Kochen, können einige Mineralstoffe verloren gehen. Das kann dazu führen, dass selbst nährstoffreiche Lebensmittel weniger Mineralstoffe enthalten, als sie sollten.

Erhöhter Bedarf: In bestimmten Lebensphasen, wie Schwangerschaft, Stillzeit oder Wachstum, kann der Bedarf an Mineralstoffen erhöht sein. Wenn die Ernährung in diesen Phasen nicht angepasst wird, kann dies zu einem Mangel führen.

Medikamente und Erkrankungen: Manche Medikamente und Erkrankungen können die Aufnahme, Verwertung oder Ausscheidung von Mineralstoffen beeinträchtigen, was zu einem Mangel führen kann.

Mögliche Folgen eines Mineralstoffmangels variieren je nach betroffenem Mineralstoff und können von milden bis hin zu schwerwiegenden Symptomen reichen. Hier sind einige Beispiele:

- **Calciummangel**: Schwächere Knochen, erhöhtes Osteoporoserisiko, Muskelschwäche und Krämpfe, Nervosität und Herzrhythmusstörungen.
- **Eisenmangel**: Blutarmut, Müdigkeit, Schwäche, Konzentrationsstörungen und ein geschwächtes Immunsystem.
- **Magnesiummangel**: Muskelschwäche, Krämpfe, Herzrhythmusstörungen, Schlafstörungen und erhöhte Reizbarkeit.
- **Zinkmangel**: Haarausfall, Hautprobleme, geschwächtes Immunsystem, Wachstumsverzögerungen bei Kindern und Beeinträchtigung des Geschmacks- und Geruchssinns.

Um Mineralstoffmangel vorzubeugen oder zu beheben, ist es wichtig, auf eine ausgewogene und abwechslungsreiche Ernährung zu achten, die reich an natürlichen, unverarbeiteten Lebensmitteln ist. In einigen Fällen kann auch die Einnahme von Nahrungsergänzungsmitteln in Absprache mit einem Arzt oder Ernährungsberater sinnvoll sein. Schüßler-Salze könnten in diesem Zusammenhang ebenfalls eine Rolle spielen.

Schüßler-Salze sind homöopathische Präparate, die auf der Basis von Mineralsalzen hergestellt werden und nach dem deutschen Arzt Wilhelm Heinrich Schüßler benannt sind. Sie sollen den Mineralstoffhaushalt im Körper regulieren und somit das Wohlbefinden unterstützen.

Ein Beispiel für die Anwendung von Schüßler-Salzen bei Mineralstoffmangel ist das Schüßler-Salz Nr. 7 (Magnesium phosphoricum). Es wird in Fällen von Magnesiummangel empfohlen. Jedoch ist es wichtig, zu beachten, dass Schüßler-Salze in vielen Fällen möglicherweise nicht ausreichen, um einen Mineralstoffmangel vollständig zu beheben.

In jedem Fall sollte die Verwendung von Schüßler-Salzen oder anderen Nahrungsergänzungsmitteln in Absprache mit einem Arzt oder Ernährungsberater erfolgen, um sicherzustellen, dass die richtige Dosierung und Anwendung gewählt wird.

Biochemische Naturheilverfahren

Biochemische Naturheilverfahren sind ein Teilbereich der Naturheilkunde und basieren auf der Verwendung von natürlichen Substanzen und Heilmitteln, um gesundheitliche Beschwerden zu lindern oder zu heilen. Diese Verfahren zielen darauf ab, das Gleichgewicht im Körper wiederherzustellen und die Selbstheilungskräfte des Organismus zu aktivieren. Die Grundprinzipien der biochemischen Naturheilverfahren beruhen auf dem Verständnis der biochemischen Prozesse im Körper sowie der Rolle von Mineralstoffen, Vitaminen, Enzymen und anderen natürlichen Substanzen in der Aufrechterhaltung der Gesundheit.

Die Geschichte der biochemischen Naturheilverfahren reicht weit zurück und hat ihren Ursprung in verschiedenen Kulturen und Traditionen auf der ganzen Welt. Schon in der Antike setzten Heiler in Ägypten, Indien, China und Griechenland natürliche Heilmittel ein, um Krankheiten zu behandeln und das Wohlbefinden zu fördern.

Im 19. und 20. Jahrhundert wurde die Naturheilkunde in Europa und Nordamerika weiterentwickelt und professionalisiert. Einer der bedeutendsten Vertreter dieser Zeit war der deutsche Arzt Dr. Wilhelm Heinrich Schüßler (1821-1898), der die Schüßler-Salz-Therapie entwickelte. Schüßler war davon überzeugt, dass viele Krankheiten auf einen Mangel an bestimmten Mineralstoffen zurückzuführen sind und durch die gezielte Zufuhr dieser Mineralstoffe in homöopathischen Potenzen behandelt werden können.

In den letzten Jahrzehnten hat das Interesse an biochemischen Naturheilverfahren weiter zugenommen, insbesondere aufgrund des wachsenden Bewusstseins für die Bedeutung von natürlichen Heilmitteln und einem ganzheitlichen Ansatz zur Gesundheit. Heute sind viele dieser Verfahren fester Bestandteil der Komplementärmedizin und werden sowohl von Laien als auch von Fachleuten angewendet.

Homöopathie

Die Homöopathie ist eine alternative Heilmethode, die auf den Prinzipien des deutschen Arztes Samuel Hahnemann (1755-1843) basiert. Er entwickelte die Homöopathie im späten 18. und frühen 19. Jahrhundert. Die Grundlage der Homöopathie besteht in zwei zentralen Prinzipien: dem Ähnlichkeitsprinzip und der Potenzierung, bei dem die Substanzen verdünnt verabreicht werden.

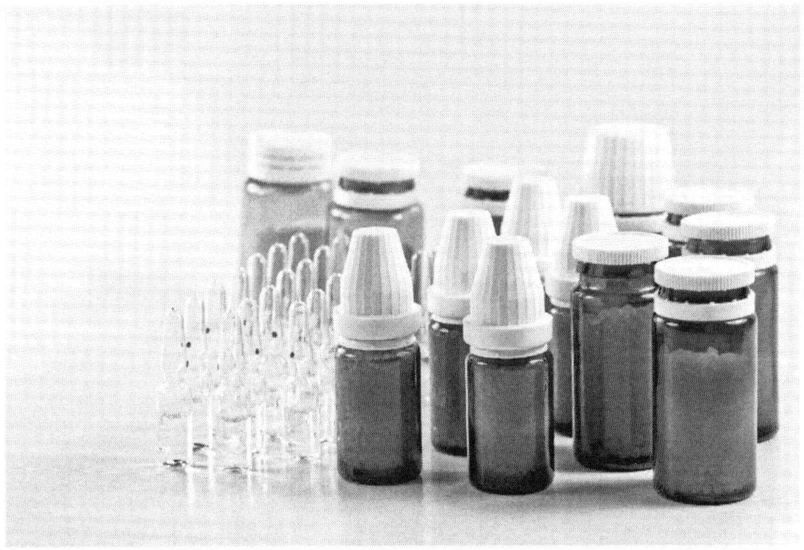

Die Homöopathie wird bei einer Vielzahl von gesundheitlichen Beschwerden eingesetzt, sowohl bei akuten als auch bei chronischen Erkrankungen. Dazu gehören unter anderem Infektionen, Allergien, Hauterkrankungen, Verdauungsprobleme, Schlafstörungen und psychische Beschwerden wie Angstzustände oder Depressionen.

Pflanzenheilkunde (Phytotherapie)

Die Pflanzenheilkunde, auch bekannt als Phytotherapie, ist eine der ältesten Formen der Naturheilkunde und basiert auf der Verwendung von Heilpflanzen und ihren Extrakten zur Vorbeugung und Behandlung von gesundheitlichen Beschwerden. Seit Jahrtausenden nutzen Menschen weltweit das Wissen über die Heilkraft von Pflanzen, um Krankheiten zu behandeln und das allgemeine Wohlbefinden zu fördern.

In der modernen Phytotherapie werden Heilpflanzen und ihre Bestandteile in verschiedenen Darreichungsformen verwendet, wie zum Beispiel Tees, Tinkturen, Säfte, Salben oder Kapseln. Viele Heilpflanzen enthalten Wirkstoffe, die für ihre therapeutische Wirkung verantwortlich sind. Dazu gehören Alkaloide, Flavonoide, Saponine, ätherische Öle, Gerbstoffe und viele andere.

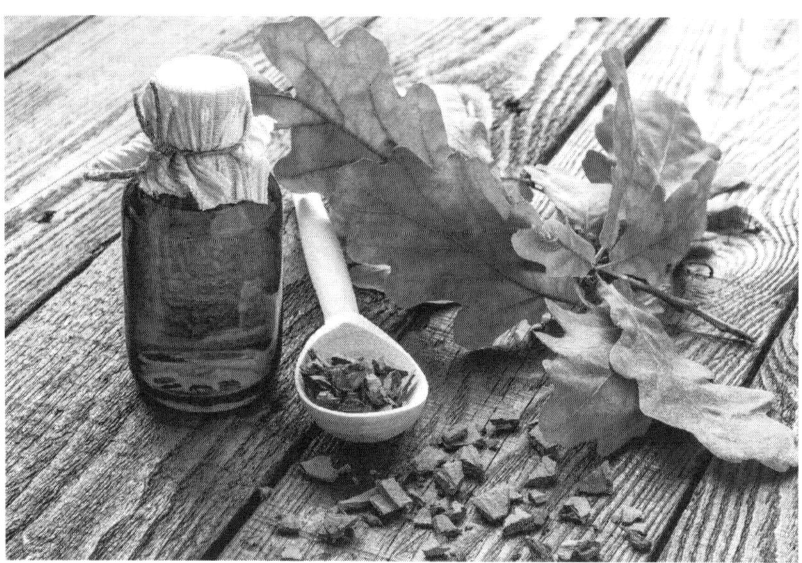

Orthomolekulare Medizin

Die orthomolekulare Medizin ist ein Bereich der Naturheilkunde, der sich auf die Optimierung der Versorgung des Körpers mit lebenswichtigen Nährstoffen, wie Vitaminen, Mineralstoffen und Spurenelementen, konzentriert. Der Begriff „orthomolekular“ wurde von dem zweifachen Nobelpreisträger Linus Pauling (1901-1994) geprägt und bedeutet „die richtigen Moleküle in der richtigen Menge“. Die Grundidee der orthomolekularen Medizin ist, dass eine optimale Versorgung mit diesen Nährstoffen zur Vorbeugung und Behandlung von Krankheiten beiträgt und das allgemeine Wohlbefinden verbessert.

Im Rahmen der orthomolekularen Medizin werden Vitamine, Mineralstoffe und Spurenelemente in therapeutischen Dosierungen eingesetzt, um eventuelle Mangelzustände auszugleichen und die physiologischen Prozesse im Körper zu unterstützen. Dabei werden die individuellen Bedürfnisse des Patienten berücksichtigt, um eine optimale Nährstoffversorgung zu gewährleisten. Es ist wichtig, darauf hinzuweisen, dass die orthomolekulare Medizin nicht nur auf die Einnahme von Nahrungsergänzungsmitteln setzt, sondern auch eine gesunde und ausgewogene Ernährung als Grundlage betrachtet.

Traditionelle Chinesische Medizin (TCM)

Die Traditionelle Chinesische Medizin (TCM) ist ein jahrtausendealtes, ganzheitliches Medizinsystem, das auf der Philosophie des Daoismus basiert und in China sowie vielen anderen Teilen der Welt angewendet wird. Die Grundlagen der TCM liegen in der Vorstellung, dass die Lebensenergie, das sogenannte „Qi“, in bestimmten Bahnen (Meridianen) durch den Körper fließt und für Gesundheit und Wohlbefinden sorgt. Ein Ungleichgewicht oder Stau des Qi kann zu Krankheiten und Beschwerden führen. Ziel der TCM ist es daher, das Gleichgewicht im Körper wiederherzustellen und den Fluss des Qi zu harmonisieren.

中國草藥功能
提昇身體免疫
維持身體精
平衡身體能

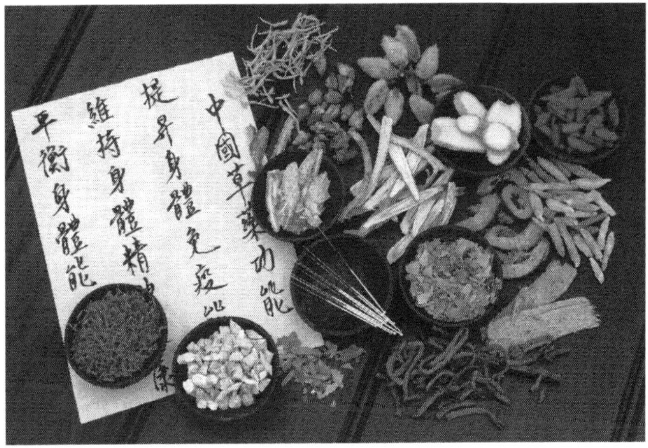

Ayurvedische Medizin

Die ayurvedische Medizin, kurz Ayurveda, ist ein traditionelles, ganzheitliches Heilsystem aus Indien, das auf einer über 5.000 Jahre alten Philosophie basiert. Ayurveda bedeutet wörtlich übersetzt „Wissenschaft vom Leben" und zielt darauf ab, Gesundheit und Wohlbefinden durch die Harmonisierung von Körper, Geist und Seele zu fördern. Die Grundlagen des Ayurveda liegen in der Vorstellung von drei grundlegenden Lebensenergien, den sogenannten Doshas (Vata, Pitta und Kapha), die für verschiedene Körperfunktionen und Persönlichkeitsmerkmale verantwortlich sind. Ein Gleichgewicht der Doshas ist entscheidend für die Gesundheit und Ungleichgewichte können zu Krankheiten und Beschwerden führen.

Ein wichtiger Bestandteil der ayurvedischen Medizin ist der Einsatz von Heilpflanzen und Mineralstoffen zur Behandlung von Krankheiten und zur Förderung der Gesundheit.

Wie aber stehen Schüßler-Salze mit den Heilverfahren in Verbindung?

Schüßler-Salze sind eng mit den biochemischen Naturheilverfahren verbunden, da sie auf den Prinzipien der Homöopathie und der Mineralstofftherapie basieren. Sie sind in der Komplementärmedizin weit verbreitet und werden bei einer Vielzahl von gesundheitlichen Beschwerden eingesetzt, wie z. B. bei Infektionen, Allergien, Hauterkrankungen, Verdauungsproblemen, Gelenk- und Muskelschmerzen, Nervosität oder Erschöpfung. Sie werden sowohl als Einzeltherapie als auch in Kombination mit anderen Naturheilverfahren, wie der Homöopathie, der Phytotherapie, der orthomolekularen Medizin, der Traditionellen Chinesischen Medizin oder des Ayurveda, verwendet.

Die Anwendung von Schüßler-Salzen kann dazu beitragen, das Gleichgewicht der Mineralstoffe im Körper wiederherzustellen, die Selbstheilungskräfte zu aktivieren und das allgemeine Wohlbefinden zu verbessern. Die Therapie mit Schüßler-Salzen ist ein wichtiger Bestandteil der biochemischen Naturheilverfahren und zeigt die enge Verbindung zwischen Naturheilkunde, Homöopathie und der Bedeutung von Mineralstoffen für die Gesundheit.

Wechselwirkungen und mögliche Nebenwirkungen

Wie bei jedem therapeutischen Ansatz können auch bei biochemischen Naturheilverfahren Wechselwirkungen und mögliche Nebenwirkungen auftreten. Es ist wichtig, sich über mögliche Interaktionen mit anderen Therapieverfahren und Medikamenten im Klaren zu sein, um die bestmögliche Behandlung zu gewährleisten und unerwünschte Effekte zu vermeiden.

- **Interaktionen mit anderen Therapieverfahren und Medikamenten:** Die Kombination verschiedener Naturheilverfahren oder die gleichzeitige Anwendung mit konventionellen Medikamenten kann zu Wechselwirkungen führen. In manchen Fällen kann dies die Wirksamkeit der jeweiligen Therapie oder des Medikaments verstärken oder abschwächen. Daher ist es entscheidend, sowohl den Therapeuten als auch den behandelnden Arzt über alle angewandten Verfahren und eingenommenen Medikamente zu informieren, um potenzielle Interaktionen zu vermeiden und eine optimale Behandlung sicherzustellen.

- **Beachtung von Kontraindikationen und Sicherheitshinweisen**: Obwohl biochemische Naturheilverfahren im Allgemeinen als sicher und gut verträglich gelten, gibt es dennoch bestimmte Kontraindikationen und Sicherheitshinweise, die beachtet werden müssen. Zum Beispiel können einige Heilpflanzen oder Mineralstoffe bei Überdosierung oder bei bestimmten Grunderkrankungen zu unerwünschten Nebenwirkungen führen. Darüber hinaus sollten Schwangere, Stillende und Kinder besonders vorsichtig sein und die Anwendung solcher Verfahren nur unter der Aufsicht eines qualifizierten Therapeuten oder Arztes durchführen. Die Beachtung dieser Vorsichtsmaßnahmen trägt dazu bei, das Risiko möglicher Nebenwirkungen zu minimieren und die Sicherheit der angewandten Therapie zu gewährleisten.

Die Rolle von biochemischen Naturheilverfahren in der modernen Medizin

Biochemische Naturheilverfahren spielen eine wichtige Rolle in der modernen Medizin und haben in den letzten Jahren immer mehr Anerkennung und Akzeptanz gefunden. Ihr Einsatz bietet vielfältige Möglichkeiten, um sowohl akute als auch chronische Erkrankungen zu behandeln und die Lebensqualität der Patienten zu verbessern.

Immer mehr Ärzte und Therapeuten integrieren biochemische Naturheilverfahren in ihren medizinischen Alltag, sei es als ergänzende oder alternative Therapieoption. Dabei geht es nicht nur darum, die Symptome zu lindern, sondern auch, die Ursachen der Erkrankungen zu behandeln und das Wohlbefinden der Patienten auf ganzheitliche Weise zu fördern. Dieser integrative Ansatz ermöglicht eine individualisierte und patientenzentrierte Versorgung, die den Bedürfnissen und Präferenzen der Patienten Rechnung trägt.

Die Wirksamkeit und Sicherheit biochemischer Naturheilverfahren wird zunehmend durch wissenschaftliche Studien und Forschungen belegt. Ein Beispiel dafür ist eine Studie von Martins Ekor (2014) zur Wirksamkeit von Pelargonium sidoides, einer südafrikanischen Heilpflanze, bei der Behandlung von Atemwegsinfektionen. Die Studie zeigte, dass die Anwendung von Pelargonium-sidoides-Extrakt die Symptome von akuter Bronchitis und Sinusitis signifikant verbesserte und die Erholungszeit verkürzte. Solche Untersuchungen, die den positiven Einfluss von Heilpflanzen, Mineralstoffen und anderen natürlichen Substanzen auf die menschliche Gesundheit bestätigen, tragen dazu bei, das Vertrauen in solche Verfahren zu stärken und ihre Anwendung in der klinischen Praxis weiter auszubauen.

Angesichts der wachsenden Beliebtheit und Anerkennung biochemischer Naturheilverfahren ist es wahrscheinlich, dass sie auch in Zukunft eine wichtige Rolle in der Medizin spielen werden, wodurch auch die zunehmende Bedeutung der Verwendung von Schüßler-Salzen begründet wird. Durch kontinuierliche Forschung und Entwicklung werden neue Therapieansätze entdeckt und bestehende Verfahren optimiert. Dabei steht vor allem die personalisierte Medizin im Fokus, die es ermöglicht, auf die individuellen Bedürfnisse und Voraussetzungen der Patienten einzugehen. Darüber hinaus könnte die Integration von Naturheilverfahren in die Gesundheitssysteme dazu beitragen, die Kosten für die Gesundheitsversorgung zu senken und eine nachhaltige und ganzheitliche Medizin zu fördern. Insgesamt bieten biochemische Naturheilverfahren vielversprechende Perspektiven für die Zukunft der modernen Medizin und die Verbesserung der Gesundheitsversorgung. Hierbei kann der Einsatz von Schüßler-Salzen einen entscheidenden Beitrag leisten.

Das bewirken Salze im menschlichen Körper

Das Gleichgewicht von Salzen im menschlichen Körper ist für eine Vielzahl von biologischen Prozessen und Funktionen von entscheidender Bedeutung. Diese Salze, auch als Elektrolyte bekannt, beeinflussen die Gesundheit und das Wohlbefinden auf vielen Ebenen. In diesem Kapitel werden wir uns mit der vielfältigen Rolle von Salzen im Körper befassen und damit, wie sie zur Aufrechterhaltung der Homöostase und optimalen Gesundheit beitragen. Anhand dieser Beschreibungen soll im Verlauf die Bedeutsamkeit des Einsatzes von Schüßler-Salzen deutlich werden.

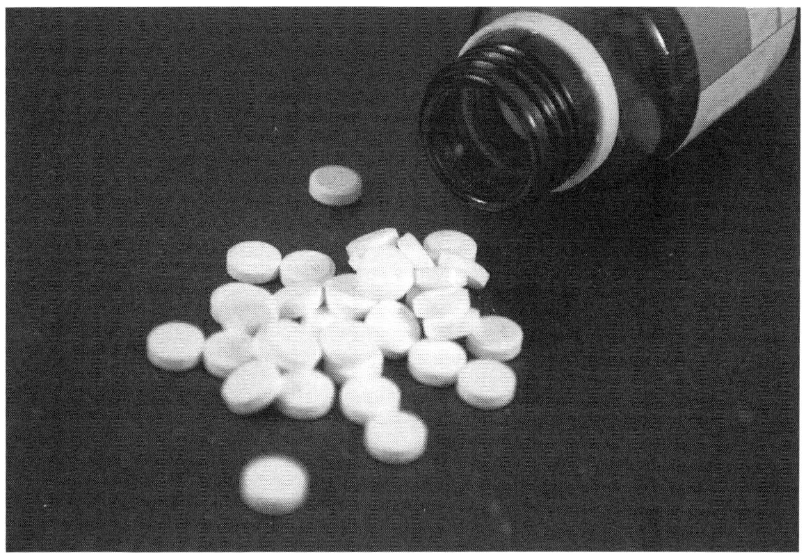

Wir werden zunächst die Bedeutung von Salzen für den Elektrolythaushalt und die Zellkommunikation untersuchen, einschließlich ihrer Rolle bei der Übertragung von Nervenimpulsen. Anschließend werden wir uns auf die Beteiligung von Salzen an verschiedenen Stoffwechselvorgängen konzentrieren, wie sie als Bestandteile von Enzymen und Hormonen fungieren und bei der Energiegewinnung eine Rolle spielen.

Darüber hinaus werden wir die Funktion von Salzen für die Struktur und Funktion von Knochen, Zähnen und Muskeln erörtern. Außerdem werden wir die Rolle von Salzen im Immunsystem und ihre Beteiligung an Immunreaktionen und Entzündungsprozessen betrachten. Schließlich werden wir die Bedeutung von Salzen für das Herz-Kreislauf-System untersuchen, einschließlich ihrer Funktionen in der Regulation des Blutdrucks, der Blutgerinnung und der Durchblutung.

Elektrolythaushalt und Zellkommunikation

Elektrolyte, wie zum Beispiel Salze, sind sehr wichtig für den menschlichen Körper, da sie dabei helfen, die richtige Menge an Flüssigkeit sowohl innerhalb als auch außerhalb unserer Zellen zu erhalten. Sie sind auch dafür verantwortlich, den pH-Wert im Körper zu regulieren, was notwendig ist, damit verschiedene Stoffwechselvorgänge richtig ablaufen können. Wenn Salze in Wasser gelöst sind, teilen sie sich in positiv und negativ geladene Teilchen, die Ionen genannt werden. Diese Ionen sind unerlässlich, um das Gleichgewicht des Flüssigkeitsaustauschs zwischen den Zellen und ihrer Umgebung aufrechtzuerhalten und zu steuern. Dieses Gleichgewicht wird als osmotisches Gleichgewicht bezeichnet.

Salze sind zudem sehr wichtig für die Weitergabe von Informationen in unserem Körper durch sogenannte Nervenimpulse. Nervenzellen, die auch als Neuronen bekannt sind, nutzen elektrische Signale, um Informationen von einer Zelle zur nächsten zu übertragen. Diese elektrischen Signale entstehen durch den Austausch von geladenen Teilchen wie Natrium-, Kalium- und Chloridionen über die Hülle der Zelle, die Zellmembran. Diese Ionen bewegen sich entlang eines Konzentrationsgefälles, das eine elektrische Spannung erzeugt. Diese Spannung wird als Aktionspotential bezeichnet und wandert entlang des Neurons. Dadurch wird eine schnelle und effektive Kommunikation zwischen den Zellen ermöglicht.

Ohne die wichtige Funktion der Salze bei der Übertragung von Nervenimpulsen könnten die elektrischen Signale in unserem Körper nicht effizient weitergegeben werden. Dies hätte negative Auswirkungen auf die Kommunikation und Zusammenarbeit verschiedener Funktionen in unserem Körper, wodurch das reibungslose Zusammenspiel der unterschiedlichen Körpersysteme gestört würde. Einige der weitreichenden Folgen dieses gestörten Zusammenspiels könnten beispielsweise eine beeinträchtigte Muskelkoordination, Schwierigkeiten bei der Regulation der Körpertemperatur oder Störungen im Herz-Kreislauf-System sein. In einigen Fällen könnten diese Störungen sogar zu ernsthaften gesundheitlichen Problemen führen, wie etwa zu Herzrhythmusstörungen, Krampfanfällen oder neurologischen Erkrankungen. Insgesamt würde die mangelhafte Übertragung von Nervenimpulsen aufgrund eines gestörten Salzhaushalts sowohl unsere Gesundheit als auch unser Wohlbefinden beeinträchtigen.

Salze und Stoffwechselvorgänge

Darüber hinaus spielen Salze eine entscheidende Rolle bei zahlreichen Stoffwechselvorgängen im menschlichen Körper. Sie sind an vielen Prozessen beteiligt, die für die Aufrechterhaltung unserer Gesundheit und das reibungslose Funktionieren unseres Organismus notwendig sind.

Salze als Bestandteile von Enzymen und Hormonen

Enzyme sind biologische Katalysatoren, die chemische Reaktionen im Körper beschleunigen und ermöglichen. Viele Enzyme benötigen Salze oder ihre Ionen, um richtig zu funktionieren. Diese Ionen, oft als Kofaktoren bezeichnet, helfen den Enzymen, ihre räumliche Struktur zu stabilisieren und ihre Aktivität zu optimieren. Ein Beispiel dafür ist das Enzym Carboanhydrase, das Zinkionen benötigt, um Kohlendioxid und Wasser in Hydrogencarbonat und Protonen umzuwandeln. Dieser Prozess ist wichtig für die Regulierung des Säure-Basen-Gleichgewichts im Körper.

Hormone sind chemische Botenstoffe, die von Drüsen im endokrinen System produziert werden und verschiedene physiologische Prozesse im Körper steuern. Einige Hormone enthalten Salze oder ihre Ionen als Bestandteile ihrer Molekülstruktur. Beispielsweise ist Jod ein wichtiger Bestandteil der Schilddrüsenhormone Thyroxin (T4) und Trijodthyronin (T3), die den Stoffwechsel, das Wachstum und die Entwicklung des Körpers beeinflussen.

Die Rolle von Salzen bei der Energiegewinnung

Salze sind auch an der Energiegewinnung im menschlichen Körper beteiligt. Eine zentrale Rolle spielen sie bei der sogenannten Zellatmung, einem Prozess, bei dem Nährstoffe wie Glukose und Fette in den Mitochondrien, den Kraftwerken der Zellen, verbrannt werden, um Energie in Form von Adenosintriphosphat (ATP) zu gewinnen. Kalium- und Magnesiumionen sind beispielsweise entscheidend für die Funktion der ATPase, einem Enzym, das die Bildung und Freisetzung von ATP aus Adenosindiphosphat (ADP) und anorganischem Phosphat ermöglicht.

Des Weiteren sind Salze an der Aufrechterhaltung des Elektrolythaushalts beteiligt, der für die Muskelkontraktion und -entspannung wichtig ist. Natrium- und Kaliumionen sind essenziell für den sogenannten Natrium-Kalium-Pumpmechanismus, der den Konzentrationsgradienten dieser Ionen über die Zellmembranen aufrechterhält. Dieser Gradient ist entscheidend für die Erzeugung von ATP und die Freisetzung von Energie, die für Muskelbewegungen und andere zelluläre Aktivitäten benötigt wird.

Da Salze in so vielen lebenswichtigen Prozessen eine Rolle spielen, ist es wichtig, dass wir eine ausreichende Zufuhr dieser essenziellen Mineralien durch unsere Ernährung sicherstellen. Eine ausgewogene Ernährung, die reich an frischem Obst, Gemüse, Vollkornprodukten, Nüssen und Samen ist, kann dazu beitragen, unseren täglichen Bedarf an diesen wichtigen Nährstoffen zu decken. Ein gesunder Lebensstil, der auf eine ausgewogene Ernährung und ausreichend Bewegung setzt, kann dazu beitragen, dass unser Körper die benötigten Salze erhält, um optimal zu funktionieren und uns gesund und aktiv zu halten.

Salze und ihre Bedeutung für Knochen, Zähne und Muskeln

Salze sind von zentraler Bedeutung für die Gesundheit unserer Knochen, Zähne und Muskeln. Sie sind unerlässlich für die Mineralisierung von Knochen und Zähnen und gewährleisten die ordnungsgemäße Funktion des Muskelstoffwechsels.

Die Mineralisierung von Knochen und Zähnen ist ein lebenswichtiger Prozess, der auf der Einlagerung von Salzen wie Kalzium und Phosphat in den Knochen und Zähnen beruht. Diese Mineralien verleihen den Knochen ihre Festigkeit und Stabilität und bilden die Grundlage für den gesunden Zahnschmelz. Die ausreichende Aufnahme von Kalzium und Phosphat durch eine ausgewogene Ernährung ist entscheidend für die Erhaltung der Knochen- und Zahnstruktur. Eine angemessene Versorgung mit diesen Mineralstoffen kann zur Vorbeugung von Erkrankungen wie Osteoporose und Karies beitragen. Zusätzlich sind sie für die Regeneration und das Wachstum von Knochen und Zähnen unerlässlich, insbesondere während der Wachstumsphase von Kindern und Jugendlichen.

Salze sind auch für den Muskelstoffwechsel von großer Bedeutung. Kalium und Natrium sind beispielsweise entscheidend für die Erregbarkeit von Muskelzellen und die Übertragung von elektrischen Impulsen, die letztendlich zur Muskelkontraktion führen. Dieser Prozess ist für die Fähigkeit des Körpers, sich zu bewegen und alltägliche Aktivitäten auszuführen, unerlässlich. Magnesium wiederum spielt eine wichtige Rolle bei der Muskelentspannung nach der Kontraktion und ist an der Aktivierung von Enzymen beteiligt, die für die Energiegewinnung in den Muskelzellen notwendig sind. Eine ausreichende Zufuhr dieser Mineralien ist essenziell, um eine normale Muskel- und Nervenfunktion aufrechtzuerhalten und Muskelkrämpfen, -schwäche oder -verspannungen vorzubeugen.

Salze und das Immunsystem

Salze sind nicht nur für die Gesundheit von Knochen, Zähnen und Muskeln essenziell, sondern haben auch bedeutende Auswirkungen auf das Immunsystem. Sie sind an der Bildung von Immunzellen und Antikörpern beteiligt und spielen eine wichtige Rolle bei Immunreaktionen und Entzündungsprozessen.

Salze als Bestandteile von Immunzellen und Antikörpern

Das Immunsystem besteht aus einer Vielzahl von Zellen und Molekülen, die zusammenarbeiten, um den Körper vor Infektionen und Krankheiten zu schützen. Salze sind entscheidende Bestandteile dieser Abwehrmechanismen. Zum Beispiel sind Kalzium und Magnesium an der Aktivierung und Funktion von Immunzellen wie T-Zellen, B-Zellen und Makrophagen beteiligt. Diese Immunzellen sind für die Erkennung und Beseitigung von Krankheitserregern sowie für die Koordination der Immunantwort verantwortlich.

Antikörper sind spezialisierte Proteine, die von B-Zellen produziert werden und eine wichtige Rolle bei der Immunabwehr spielen. Sie erkennen und binden an spezifische Antigene von Krankheitserregern, was zur Neutralisierung oder Beseitigung der Eindringlinge führt. Salze wie Zink und Kupfer sind an der Struktur und Funktion von Antikörpern beteiligt. Ein Mangel an diesen Mineralien kann die Produktion und Wirksamkeit von Antikörpern beeinträchtigen, was das Immunsystem schwächt und die Anfälligkeit für Infektionen erhöht.

Die Rolle von Salzen bei der Immunreaktion und bei Entzündungsprozessen

Salze sind auch an der Regulierung von Immunreaktionen und Entzündungsprozessen beteiligt. Entzündungen sind natürliche Abwehrreaktionen des Körpers auf Verletzungen, Infektionen oder andere schädliche Reize. Während Entzündungen in vielen Fällen nützlich sind, um den Heilungsprozess einzuleiten und Krankheitserreger abzuwehren, können sie auch schädlich sein, wenn sie unkontrolliert oder chronisch werden.

Kalzium ist ein wichtiges Signalmolekül, das an der Aktivierung und Regulierung von Entzündungsreaktionen beteiligt ist. Es beeinflusst die Produktion von Entzündungsmediatoren, wie Zytokinen und Prostaglandinen, und ist an der Aktivierung von Immunzellen beteiligt. Eine ausreichende Zufuhr von Kalzium ist daher entscheidend für die Aufrechterhaltung eines ausgewogenen Immunsystems.

Magnesium hat entzündungshemmende Eigenschaften und trägt dazu bei, überschießende Entzündungsreaktionen zu regulieren. Es wirkt, indem es die Produktion von entzündungsfördernden Zytokinen reduziert und die Aktivität von Immunzellen moduliert. Ein ausreichender Magnesiumspiegel kann dazu beitragen, das Risiko von chronischen Entzündungen und damit verbundenen Erkrankungen, wie beispielsweise Autoimmunerkrankungen oder Herz-Kreislauf-Erkrankungen, zu reduzieren.

Zink ist auch an der Regulierung von Immunreaktionen beteiligt. Es wirkt als Kofaktor für verschiedene Enzyme, die an der Aktivierung und Funktion von Immunzellen beteiligt sind. Darüber hinaus ist Zink an der Synthese von entzündungshemmenden Proteinen beteiligt, die zur Modulation von Entzündungsreaktionen beitragen. Ein ausreichender Zinkspiegel ist für die Stärkung des Immunsystems und die Prävention von Infektionen und Entzündungskrankheiten wichtig.

Kupfer spielt ebenfalls eine Rolle bei der Immunfunktion und bei Entzündungsreaktionen. Es ist ein essenzielles Spurenelement, das als Kofaktor für verschiedene Enzyme dient, die an der Aktivierung und Funktion von Immunzellen beteiligt sind. Kupfer ist auch an der Regulierung von Entzündungsreaktionen beteiligt, indem es die Produktion von entzündungshemmenden Molekülen fördert und die Produktion von entzündungsfördernden Molekülen hemmt.

Salze spielen eine entscheidende Rolle für das Immunsystem, indem sie als Bestandteile von Immunzellen und Antikörpern fungieren und die Immunreaktionen sowie Entzündungsprozesse regulieren. Eine ausgewogene Zufuhr von Salzen und Mineralien durch die Ernährung ist daher entscheidend für die Aufrechterhaltung eines gesunden und funktionierenden Immunsystems. Ein Mangel oder Ungleichgewicht dieser Salze kann das Immunsystem schwächen und das Risiko für Infektionen und Entzündungskrankheiten erhöhen.

Salze und das Herz-Kreislauf-System

Neben dem Immunsystem spielen Salze eine wichtige Rolle für das Herz-Kreislauf-System, da sie an verschiedenen Prozessen beteiligt sind, die für die Aufrechterhaltung der Herzfunktion, des Blutdrucks, der Blutgerinnung und der Durchblutung entscheidend sind.

Die Regulation des Blutdrucks ist ein komplexer Prozess, bei dem Salze wie Natrium und Kalium eine bedeutende Rolle spielen. Natrium beeinflusst den Blutdruck, indem es die Flüssigkeitsmenge im Blutkreislauf erhöht. Eine erhöhte Natriumzufuhr kann zu einer höheren Flüssigkeitsretention führen, was zu einem Anstieg des Blutdrucks führt. Auf der anderen Seite hilft Kalium, den Blutdruck zu regulieren, indem es das Natrium-Kalium-Gleichgewicht aufrechterhält und die Ausscheidung von überschüssigem Natrium fördert. Eine ausgewogene Zufuhr von Natrium und Kalium ist entscheidend für die Aufrechterhaltung eines normalen Blutdrucks und die Vorbeugung von Herz-Kreislauf-Erkrankungen wie Bluthochdruck.

Salze sind auch für die Blutgerinnung und Durchblutung von großer Bedeutung. Kalzium ist ein entscheidender Faktor für die Blutgerinnung, da es an der Aktivierung verschiedener Gerinnungsfaktoren beteiligt ist. Eine ausreichende Kalziumzufuhr ist notwendig, um eine normale Blutgerinnung aufrechtzuerhalten und das Risiko von übermäßigen Blutungen oder Blutgerinnseln zu reduzieren. Magnesium hingegen spielt eine wichtige Rolle bei der Durchblutung, da es an der Entspannung der glatten Muskulatur in den Blutgefäßen beteiligt ist. Eine ausreichende Magnesiumzufuhr kann dazu beitragen, die Durchblutung zu verbessern und das Risiko von Gefäßkrankheiten wie Arteriosklerose zu reduzieren.

Eine ausgewogene Zufuhr von Salzen und Mineralien durch die Ernährung ist entscheidend für die Aufrechterhaltung der Herz-Kreislauf-Gesundheit und die Vorbeugung von Herz-Kreislauf-Erkrankungen. Eine unausgewogene Ernährung, die zu einem Mangel oder Ungleichgewicht von Salzen führt, kann das Risiko für Herz-Kreislauf-Erkrankungen erhöhen. Daher ist es wichtig, auf eine ausgewogene Ernährung zu achten, die reich an verschiedenen Salzen und Mineralien ist, um die Herz-Kreislauf-Gesundheit zu fördern und das allgemeine Wohlbefinden zu verbessern.

Über die Behandlung mit Schüßler-Salzen – eine Einführung

Grundlagen und Bedeutung der Schüßler-Salze in der Naturheilkunde

Die Schüßler-Salze sind eine natürliche Therapieform, die auf den Erkenntnissen des deutschen Arztes Dr. Wilhelm Heinrich Schüßler (1821-1898) basiert. Schüßler war davon überzeugt, dass viele Krankheiten auf einen Mangel an bestimmten Mineralstoffen zurückzuführen sind und durch die gezielte Zufuhr dieser Mineralstoffe in homöopathischen Potenzen behandelt werden können. Die Behandlung mit Schüßler-Salzen hat sich als wichtiger Bestandteil der Naturheilkunde etabliert und wird heute sowohl von Fachleuten als auch von Laien angewendet.

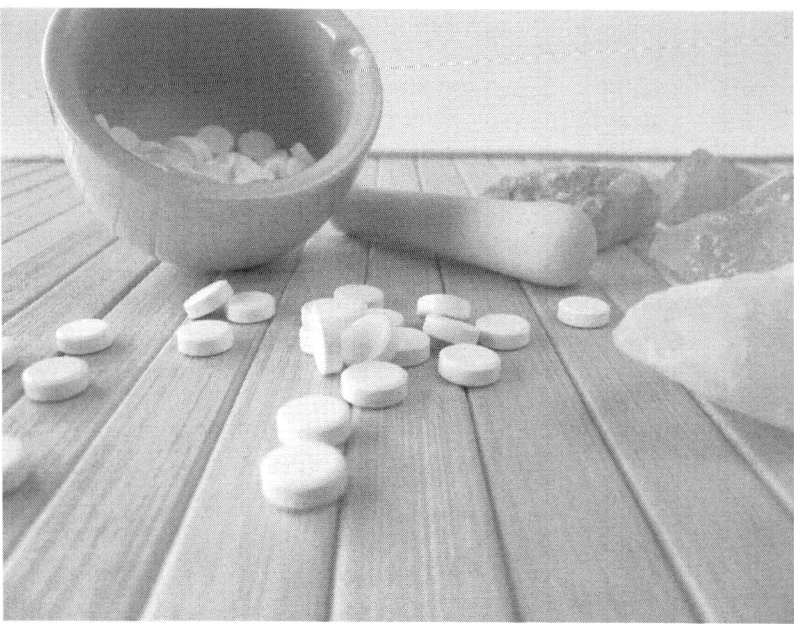

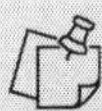

Exkurs: Die Geschichte des Wilhelm Heinrich Schüßler

Wilhelm Heinrich Schüßler (1821-1898) war ein deutscher Arzt, der als Begründer der Schüßler-Salz-Therapie Bekanntheit erlangt hat. Seine Interessen umfassten sowohl die Schulmedizin als auch alternative Heilmethoden wie die Homöopathie. Schüßler war fasziniert von den biochemischen Prozessen im menschlichen Körper und den Auswirkungen von Mineralstoffmängeln auf die Gesundheit.

In den 1870er Jahren begann Schüßler, die Bedeutung von Mineralstoffen für die menschliche Gesundheit genauer zu untersuchen. Er analysierte menschliche und tierische Gewebe, um herauszufinden, welche Mineralstoffe für den normalen Zellstoffwechsel essenziell sind. Schüßler entdeckte, dass bestimmte Mineralstoffe in allen untersuchten Zellen vorhanden waren, und kam zu dem Schluss, dass ein Mangel an diesen Mineralstoffen zu Störungen im Zellstoffwechsel und somit zu Krankheiten führen kann.

Ausgehend von seinen Forschungsergebnissen entwickelte Schüßler die Schüßler-Salz-Therapie, die auf der gezielten Zufuhr von zwölf essenziellen Mineralstoffen basiert, um das biochemische Gleichgewicht im Körper wiederherzustellen und Krankheiten zu behandeln. Er wählte homöopathische Potenzen für seine Salze, um eine optimale Aufnahme und Verarbeitung der Mineralstoffe im Körper zu gewährleisten. Schüßlers Pionierarbeit legte den Grundstein für die biochemische Naturheilkunde und machte die Schüßler-Salz-Therapie zu einem wichtigen Bestandteil der Komplementärmedizin.

Schüßler identifizierte in seinen Untersuchungen zwölf mineralische Verbindungen, die er als essenziell für die Funktionsfähigkeit der Zellen und das Gleichgewicht im Körper ansah. Diese zwölf sogenannten „Funktionsmittel" bilden die Basis der Schüßler-Salz-Therapie, die auch heute noch Anwendung findet. Jedes dieser Salze hat spezifische Funktionen und Wirkungen im Körper und soll dazu beitragen, Störungen im Mineralhaushalt auszugleichen und die Selbstheilungskräfte des Organismus zu aktivieren.

Die Schüßler-Salze werden in der Regel in Tablettenform verabreicht, wobei sie sich im Mund zersetzen und über die Schleimhäute aufgenommen werden. Die Bioverfügbarkeit der Mineralstoffe ist durch die homöopathische Potenzierung erhöht, was eine schnellere und effektivere Aufnahme ermöglicht. Die Potenzen der Schüßler-Salze liegen meist im Bereich von D6 (1:1.000.000) bis D12 (1:1.000.000.000.000).

Exkurs: Potenzen

Potenzen beziehen sich auf den Verdünnungsgrad einer Substanz und werden vor allem in der Homöopathie und der Schüßler-Salz-Therapie verwendet. Ziel der Potenzierung ist es, die Wirkung einer Substanz zu verstärken, während gleichzeitig mögliche Nebenwirkungen reduziert werden. Dies geschieht durch ein spezielles Verfahren, bei dem die Substanz in mehreren Schritten verdünnt und anschließend kräftig verschüttelt oder verrieben wird.

Es gibt verschiedene Skalen zur Kennzeichnung von Potenzen, wie zum Beispiel die Dezimalskala (D-Potenzen), die Centesimalskala (C-Potenzen) oder die LM-Potenzen. Jede Skala hat eine unterschiedliche Verdünnungsrate. Zum Beispiel bedeutet eine D-Potenz (Dezimalskala), dass die Substanz in einer Verdünnung von 1:10 vorliegt. D6 bedeutet also, dass die Substanz sechsmal im Verhältnis 1:10 verdünnt wurde.

In der Homöopathie geht man davon aus, dass durch die Potenzierung nicht nur die Wirkung der Substanz verstärkt, sondern auch ihre energetische Information weitergegeben wird. So soll die Heilkraft einer Substanz erhalten bleiben, selbst wenn sie so stark verdünnt ist, dass kaum noch Moleküle der ursprünglichen Substanz vorhanden sind.

In der Schüßler-Salz-Therapie werden die Mineralstoffe in homöopathischen Potenzen angewendet, um eine optimale Aufnahme und Verarbeitung im Körper zu gewährleisten. Die meisten Schüßler-Salze werden in den Potenzen D6 oder D12 verwendet. Für die Anwendung und Behandlung mit Schüßler-Salzen sind, anders als bei anderen natürlichen Behandlungsverfahren, fast ausschließlich die D-Potenzen relevant. In einigen seltenen Fällen, wie bei hochsensiblen Personen, können auch C-Potenzen verwendet werden.

Die Bedeutung der Schüßler-Salze in der Naturheilkunde liegt in ihrer ganzheitlichen Herangehensweise. Die Therapie zielt darauf ab, das Gleichgewicht im Körper wiederherzustellen und die Selbstheilungskräfte des Organismus zu aktivieren, anstatt lediglich Symptome zu behandeln. Die Schüßler-Salz-Therapie berücksichtigt dabei die individuellen Bedürfnisse und Konstitutionen der Patienten und kann sowohl zur Vorbeugung als auch zur Behandlung von akuten und chronischen Erkrankungen eingesetzt werden.

In der Praxis hat sich gezeigt, dass die Schüßler-Salze bei einer Vielzahl von Beschwerden hilfreich sein können. Dazu gehören unter anderem Störungen des Immunsystems, des Stoffwechsels, des Hormonsystems, des Nervensystems, des Bewegungsapparates und der Haut. Die Anwendung der Schüßler-Salze ist dabei oft eine sinnvolle Ergänzung zu anderen naturheilkundlichen oder schulmedizinischen Behandlungsmethoden. Hierauf wird im weiteren Verlauf des Ratgebers noch detaillierter eingegangen.

Die Philosophie hinter den Schüßler-Salzen

Das Gleichgewicht der Mineralstoffe im Körper

Die Philosophie der Schüßler-Salz-Therapie basiert auf der Annahme, dass ein Gleichgewicht der Mineralstoffe im Körper entscheidend für die Gesundheit und das Wohlbefinden ist. Dr. Wilhelm Heinrich Schüßler nahm an, dass viele gesundheitliche Probleme auf einen Mangel oder ein Ungleichgewicht der essenziellen Mineralstoffe zurückzuführen sind. Diese Mineralstoffe erfüllen im Körper spezifische Funktionen, weshalb er die Mittel zur Behandlung als „Funktionsmittel" bezeichnete. Diese Mineralstoffe sind somit an zahlreichen biochemischen Prozessen im Körper beteiligt und spielen eine wichtige Rolle bei der Aufrechterhaltung der Zellfunktionen, der Regulierung von Flüssigkeiten und Elektrolyten sowie der Energieproduktion und -verwertung.

Die Schüßler-Salz-Therapie zielt darauf ab, dieses Gleichgewicht wiederherzustellen und die Versorgung des Körpers mit den benötigten Mineralstoffen zu optimieren. Durch die gezielte Zufuhr von Schüßler-Salzen in homöopathischen Potenzen sollen Mangelzustände ausgeglichen und die physiologischen Prozesse im Körper unterstützt werden. Dabei wird das Prinzip der „Heilung von innen heraus" verfolgt, das besagt, dass die Selbstheilungskräfte des Körpers aktiviert werden, um die Gesundheit wiederherzustellen.

Aktivierung der Selbstheilungskräfte und Unterstützung biochemischer Prozesse

Die Schüßler-Salz-Therapie folgt dem ganzheitlichen Ansatz, dass der Körper über ein natürliches System verfügt, das in der Lage ist, sich selbst zu heilen, sofern die richtigen Bedingungen gegeben sind. Die Aktivierung der Selbstheilungskräfte des Körpers steht im Mittelpunkt dieser Therapie und soll durch die Verabreichung der Schüßler-Salze erreicht werden.

Die Schüßler-Salze wirken auf zellulärer Ebene, indem sie die Zellen dabei unterstützen, benötigte Mineralstoffe besser aufzunehmen und zu verarbeiten. Indem sie die biochemischen Prozesse im Körper fördern, tragen sie zur Regeneration und Heilung bei und können so helfen, gesundheitliche Beschwerden zu lindern oder zu heilen. Die Schüßler-Salze unterstützen auf diese Weise die natürlichen Funktionen des Organismus und stärken die Selbstheilungskräfte des Körpers.

Darüber hinaus spielt die Individualisierung der Therapie eine entscheidende Rolle in der Philosophie der Schüßler-Salz-Therapie. Jeder Mensch hat unterschiedliche Bedürfnisse und Voraussetzungen und die Therapie sollte an die individuelle Konstitution und die spezifischen gesundheitlichen Beschwerden angepasst werden. Durch die Berücksichtigung der individuellen Bedürfnisse und die gezielte Auswahl der passenden Schüßler-Salze kann die

Therapie effektiv auf den jeweiligen Patienten abgestimmt werden. Insgesamt basiert die Philosophie der Schüßler-Salz-Therapie auf dem Glauben an die Fähigkeit des Körpers, sich selbst zu heilen, und auf der Wichtigkeit der biochemischen Prozesse, die für ein gesundes Funktionieren notwendig sind. Die Therapie zielt darauf ab, das Gleichgewicht der Mineralstoffe im Körper wiederherzustellen und die Selbstheilungskräfte des Organismus zu aktivieren. Durch die gezielte Anwendung der Schüßler-Salze und die Berücksichtigung der individuellen Bedürfnisse des Patienten soll die Therapie dazu beitragen, das Wohlbefinden zu verbessern und gesundheitliche Beschwerden zu lindern oder zu heilen.

Zusammenfassend basiert die Philosophie der Schüßler-Salz-Therapie daher auf den folgenden Grundprinzipien:

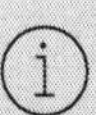

Auf einen Blick – Die Grundprinzipien der Schüßler-Salz-Therapie

- **Gleichgewicht der Mineralstoffe**: Ein ausgewogenes Verhältnis der essenziellen Mineralstoffe im Körper ist entscheidend für die Gesundheit und das Wohlbefinden.
- **Selbstheilungskräfte**: Der Körper besitzt die Fähigkeit, sich selbst zu heilen, wenn die richtigen Bedingungen gegeben sind.
- **Unterstützung biochemischer Prozesse**: Schüßler-Salze wirken auf zellulärer Ebene und fördern die biochemischen Prozesse im Körper, die für die Regeneration und Heilung notwendig sind.
- **Individualisierung der Therapie**: Die Schüßler-Salz-Therapie sollte an die individuelle Konstitution und die spezifischen gesundheitlichen Beschwerden des Patienten angepasst werden.

Durch die Beachtung der Grundprinzipien kann bei der Anwendung der Schüßler-Salze eine Linderung gesundheitlicher Beschwerden sowie die Verbesserung des Wohlbefindens erreicht werden.

Schüßler-Salze: Biochemie vs. Homöopathie

Gemeinsamkeiten und Unterschiede

Schüßler-Salze und Homöopathie sind zwei verschiedene Therapieansätze innerhalb der Naturheilkunde, die auf den ersten Blick einige Gemeinsamkeiten aufweisen. Beide Methoden verwenden Substanzen in potenzierter Form und zielen darauf ab, die Selbstheilungskräfte des Körpers zu aktivieren. Allerdings gibt es auch einige grundlegende Unterschiede zwischen beiden Ansätzen, die sie in Bezug auf ihre Philosophie und Anwendung voneinander abgrenzen.

Gemeinsamkeiten:

- Beide Therapieformen basieren auf der Verwendung von natürlichen Substanzen, die in potenzierter Form verabreicht werden.
- Schüßler-Salze und homöopathische Mittel werden beide in Tabletten-, Tropfen- oder Globuliform angeboten.
- Sowohl Schüßler-Salze als auch Homöopathie zielt darauf ab, die Selbstheilungskräfte des Körpers zu aktivieren und das Gleichgewicht im Organismus wiederherzustellen.

Unterschiede:

- Schüßler-Salze konzentrieren sich auf die 12 grundlegenden Mineralstoffe und ihre jeweiligen Funktionen im Körper. Homöopathie hingegen bezieht eine Vielzahl von Substanzen aus dem Pflanzen-, Tier- und Mineralreich in die Behandlung ein.
- Die Philosophie hinter Schüßler-Salzen beruht auf der Annahme, dass ein Mangel an bestimmten Mineralstoffen zu Krankheiten führt, während die Homöopathie auf dem Ähnlichkeitsprinzip basiert, bei dem eine Substanz verwendet wird, die in einem gesunden Menschen ähnliche Symptome hervorrufen würde wie die Krankheit, die sie behandeln soll.
- Schüßler-Salze werden in homöopathischen Potenzen (D-Potenzen) hergestellt, jedoch nicht in so hohen Potenzen wie in der klassischen Homöopathie (C-Potenzen).
- Der Einsatz homöopathischer Mittel setzt vorhandene Symptome voraus, während Schüßler-Salze auch präventiv oder zur Behandlung verwendet werden können.
- Homöopathische Mittel werden nur während der Krankheit eingenommen, Schüßler-Salze hingegen über eine längere Zeit, um die Vorräte im Körper aufzustocken.
- Bei der Auswahl homöopathischer Mittel werden seelische und geistige Symptome berücksichtigt, bei Schüßler-Salzen ausschließlich körperliche Symptome.

Die Rolle der Potenzierung in beiden Therapieansätzen

Die Potenzierung spielt sowohl bei Schüßler-Salzen als auch in der Homöopathie eine wichtige Rolle.

Zur Erinnerung: Durch diesen Prozess werden die Wirkstoffe so verdünnt, dass sie in einer minimalen, aber dennoch wirksamen Menge verabreicht werden können. Dies soll sicherstellen, dass der Körper die Substanzen optimal aufnehmen und nutzen kann, ohne dabei unerwünschte Nebenwirkungen zu verursachen. Bei Schüßler-Salzen werden die Mineralstoffe in homöopathischen D-Potenzen (Dezimalpotenzen) hergestellt, bei denen die Substanz in einem Verhältnis von 1:10 verdünnt wird. Die gängigsten Potenzen sind D6 und D12, wobei D6 häufiger in Europa und D12 häufiger in Nordamerika verwendet wird. Schüßler selbst empfahl die D12-Potenz für seine Salze, um sicherzustellen, dass sie frei von chemischen Rückständen sind und optimal vom Körper aufgenommen werden können.

In der Homöopathie wird die Potenzierung ebenfalls verwendet, jedoch sind die Verdünnungen in der Regel viel höher als bei Schüßler-Salzen. Homöopathische Mittel werden meist in C-Potenzen (Centesimal-Potenzen) hergestellt, bei denen die Substanz in einem Verhältnis von 1:100 verdünnt wird. C-Potenzen sind in einer Vielzahl von Verdünnungsstufen erhältlich, von niedrigen Potenzen wie C6 oder C12 bis hin zu sehr hohen Potenzen wie C200 oder sogar C1000. Die Wahl der Potenz hängt von der Art der Erkrankung und den individuellen Bedürfnissen des Patienten ab.

Die Rolle der Potenzierung in beiden Therapieansätzen besteht darin, die Wirkstoffe so zu verdünnen, dass sie vom Körper optimal aufgenommen und verarbeitet werden können. Durch die Potenzierung sollen die Selbstheilungskräfte des Körpers angeregt und unterstützt werden, ohne unerwünschte Nebenwirkungen zu verursachen. Obwohl Schüßler-Salze und Homöopathie unterschiedliche Potenzen und Herangehensweisen verwenden, verfolgen beide Methoden das Ziel, das Gleichgewicht im Körper wiederherzustellen und die natürlichen Heilungsprozesse zu fördern.

Schüßler-Salze für die Behandlung einsetzen

Steckbriefe der einzelnen Schüßler-Salze

Zur Erinnerung: Die Schüßler-Salz-Therapie besteht aus insgesamt 12 Basissalzen und 15 Ergänzungssalzen, die jeweils eine spezifische Wirkung auf den Körper haben.

Beachten Sie, dass bei der Anwendung von Schüßler-Salzen in der Regel keine Nebenwirkungen zu erwarten sind, da sie in homöopathischen Potenzen verabreicht werden, bei denen die Ausgangssubstanzen stark verdünnt sind. Diese Verdünnung minimiert das Risiko von Nebenwirkungen erheblich. Jedoch können individuelle Empfindlichkeiten oder Unverträglichkeiten gegenüber bestimmten Inhaltsstoffen in seltenen Fällen zu Nebenwirkungen führen. Wenn unerwartete Reaktionen oder Verschlechterungen der Symptome auftreten, sollte die Einnahme gestoppt und ein Therapeut oder Arzt konsultiert werden.

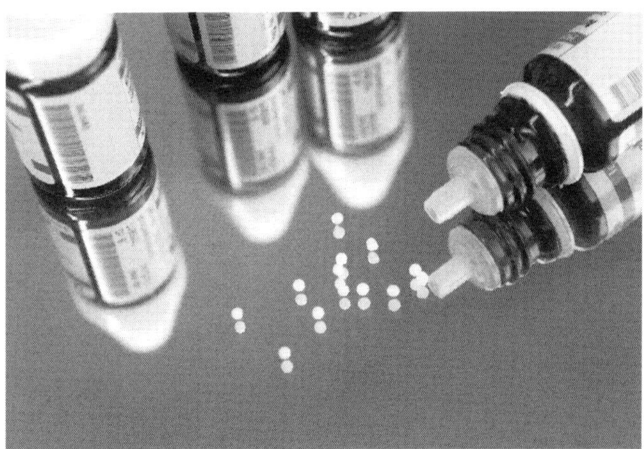

Im Folgenden werden die 12 Basissalze in Steckbriefen vorgestellt. Zu der Dosierung gilt zu sagen, dass diese sich für Erwachsene bei allen Salzen in aller Regel gleichermaßen gestaltet, weshalb sich die Dosierungsempfehlungen im weiteren Verlauf sehr ähnlich sind. Weitere Informationen zur Dosierung finden Sie darüber hinaus in den Kapiteln „Auswahl, Dosierung und Anwendung“ sowie „Beschwerden behandeln von Kopf bis Fuß“.

➢ Calcium fluoratum (Nr. 1 – Kalziumfluorid)

Wo wirkt es?
Calcium fluoratum (Kalziumfluorid) ist ein wichtiger Bestandteil von Haut, Knochen, Zähnen, Sehnen, Bändern, Blutgefäßen und anderen Geweben. Es ist entscheidend für die Elastizität und Stabilität dieser Strukturen und hilft dabei, das Gleichgewicht zwischen Festigkeit und Flexibilität aufrechtzuerhalten. Calcium fluoratum unterstützt auch den Zahnschmelz und wirkt vorbeugend gegen Karies.

Bei wem?
Calcium fluoratum wird empfohlen für Personen, die unter Problemen mit Bindegewebe, Gelenken, Knochen, Zähnen oder Haut leiden. Es kann auch bei Krampfadern, Hämorrhoiden, Cellulite, Narben oder altersbedingten Hautveränderungen eingesetzt werden.

In welchem Alter?
Keine Einschränkungen.

Beschwerden im Überblick:
- Schwaches Bindegewebe (z. B. Cellulite, Dehnungsstreifen)
- Hautprobleme (z. B. trockene, rissige oder schuppige Haut)
- Zahn- und Kieferprobleme (z. B. Zahnfleischbluten, Karies)
- Gelenk- und Knochenprobleme (z. B. Arthrose, Osteoporose)
- Krampfadern und Hämorrhoiden
- Sehnen- und Bänderprobleme (z. B. Bänderschwäche, Verstauchungen)

Dosierung für Erwachsene:
Die Dosierung von Calcium fluoratum kann je nach Alter und Beschwerden variieren. In der Regel werden D6- oder D12-Potenzen empfohlen. Bei akuten Beschwerden kann die Einnahme alle 1-2 Stunden erfolgen, bei chronischen Beschwerden 1- bis 3-mal täglich. Je nach Beschwerden kann die Häufigkeit auf 3- bis 5-mal täglich erhöht werden.

Einnahme für Säuglinge und Kleinkinder:
Für Säuglinge und Kleinkinder können die Tabletten in etwas Wasser aufgelöst und mit einem Teelöffel oder einer Pipette verabreicht werden. Die Dosierung sollte individuell an das Alter und die Beschwerden des Kindes angepasst werden.

Behandlungsdauer:
Die Behandlungsdauer hängt von den individuellen Beschwerden und dem Therapieverlauf ab. Bei akuten Beschwerden kann die Einnahme von Calcium fluoratum für einige Tage bis Wochen erfolgen, während bei chronischen Beschwerden eine längere Anwendung von mehreren Monaten notwendig sein kann.

➢ Calcium phosphoricum (Nr. 2 – Kalziumphosphat)

Wo wirkt es?
Calcium phosphoricum ist an der Bildung von Knochen, Zähnen und Blutkörperchen beteiligt und spielt eine wichtige Rolle im Stoffwechsel und der Zellteilung. Es wirkt insbesondere auf Knochen, Zähne, Muskeln, Nerven, Bindegewebe und den Verdauungstrakt.

Bei wem?
Calcium phosphoricum wird für Personen empfohlen, die unter körperlicher und geistiger Erschöpfung, Schwäche, Muskelschwäche oder Knochenschmerzen leiden. Es ist auch hilfreich bei der Unterstützung von Wachstum und Entwicklung bei Kindern.

In welchem Alter?
Keine Einschränkungen.

Beschwerden im Überblick:
- Knochenschmerzen
- Zahnprobleme
- Erschöpfung und Müdigkeit
- Muskelschwäche
- Menstruationsbeschwerden
- Verdauungsstörungen

Dosierung für Erwachsene:
Die Dosierung von Calcium phosphoricum kann je nach Alter und Beschwerden variieren. In der Regel werden D6- oder D12-Potenzen empfohlen. Bei akuten Beschwerden kann die Einnahme alle 1-2 Stunden erfolgen, bei chronischen Beschwerden 1- bis 3-mal täglich.

Einnahme für Säuglinge und Kleinkinder:
Für Säuglinge und Kleinkinder können die Tabletten in etwas Wasser aufgelöst und mit einem Teelöffel oder einer Pipette verabreicht werden. Die Dosierung sollte individuell an das Alter und die Beschwerden des Kindes angepasst werden.

Behandlungsdauer:
Die Behandlungsdauer variiert je nach Art und Schwere der Beschwerden. In akuten Fällen kann die Anwendung von Calcium phosphoricum über einen kurzen Zeitraum von einigen Tagen bis zu einer Woche erfolgen. Bei chronischen Beschwerden kann die Behandlung mehrere Wochen oder Monate dauern.

➢ Ferrum phosphoricum (Nr. 3 – Eisenphosphat)

Wo wirkt es?
Ferrum phosphoricum ist am Sauerstofftransport im Körper beteiligt und spielt eine wichtige Rolle für das Immunsystem. Es wirkt insbesondere auf das Blut, die Gefäße, die Schleimhäute und das Lymphsystem.

Bei wem?
Ferrum phosphoricum wird für Personen empfohlen, die unter Entzündungen, fieberhaften Erkrankungen, Anämie, Infektanfälligkeit oder geschwächtem Immunsystem leiden. Es ist auch hilfreich bei der Wundheilung und der Linderung von Schmerzen.

In welchem Alter?
Keine Einschränkungen.

Beschwerden im Überblick:
- Entzündungen
- Fieber
- Anämie (Blutarmut)
- Infektanfälligkeit
- Wundheilungsstörungen
- Schmerzen

Dosierung für Erwachsene:
Die Dosierung von Ferrum phosphoricum kann je nach Alter und Beschwerden variieren. In der Regel werden D6- oder D12-Potenzen empfohlen. Bei akuten Beschwerden kann die Einnahme alle 1-2 Stunden erfolgen, bei chronischen Beschwerden 1- bis 3-mal täglich.

Einnahme für Säuglinge und Kleinkinder:
Für Säuglinge und Kleinkinder können die Tabletten in etwas Wasser aufgelöst und mit einem Teelöffel oder einer Pipette verabreicht werden. Die Dosierung sollte individuell an das Alter und die Beschwerden des Kindes angepasst werden.

Behandlungsdauer:
Die Behandlungsdauer variiert je nach Art und Schwere der Beschwerden. In akuten Fällen kann die Anwendung von Ferrum phosphoricum über einen kurzen Zeitraum von einigen Tagen bis zu einer Woche erfolgen. Bei chronischen Beschwerden kann die Behandlung mehrere Wochen oder Monate dauern.

➢ Kalium chloratum (Nr. 4 – Kaliumchlorid)

Wo wirkt es?
Kalium chloratum wirkt hauptsächlich auf die Schleimhäute und die Drüsen im Körper. Es ist wichtig für die Regulation des Wasserhaushalts und die Bildung von Schleimstoffen, die als Schutzbarriere für die Schleimhäute dienen.

Bei wem?
Kalium chloratum wird für Personen empfohlen, die unter Beschwerden im Zusammenhang mit Schleimhäuten leiden, wie z. B. chronische Schleimhautentzündungen, Erkältungen, Heuschnupfen oder Allergien. Es kann auch bei Beschwerden im Zusammenhang mit Drüsenfunktionsstörungen hilfreich sein.

In welchem Alter?
Keine Einschränkungen.

Beschwerden im Überblick:
- Schleimhautentzündungen
- Erkältungen
- Heuschnupfen
- Allergien
- Drüsenfunktionsstörungen

Dosierung für Erwachsene:
Die Dosierung von Kalium chloratum kann je nach Alter und Beschwerden variieren. In der Regel werden D6- oder D12-Potenzen empfohlen. Bei akuten Beschwerden kann die Einnahme alle 1-2 Stunden erfolgen, bei chronischen Beschwerden 1- bis 3-mal täglich.

Einnahme für Säuglinge und Kleinkinder:
Für Säuglinge und Kleinkinder können die Tabletten in etwas Wasser aufgelöst und mit einem Teelöffel oder einer Pipette verabreicht werden. Die Dosierung sollte individuell an das Alter und die Beschwerden des Kindes angepasst werden.

Behandlungsdauer:
Die Behandlungsdauer variiert je nach Art und Schwere der Beschwerden. In akuten Fällen kann die Anwendung von Kalium chloratum über einen kurzen Zeitraum von einigen Tagen bis zu einer Woche erfolgen. Bei chronischen Beschwerden kann die Behandlung mehrere Wochen oder Monate dauern.

➢ Kalium phosphoricum (Nr. 5 – Kaliumphosphat)

Wo wirkt es?
Kalium phosphoricum ist ein wichtiger Bestandteil von Nerven- und Gehirnzellen und spielt eine wesentliche Rolle im Energiestoffwechsel der Zellen. Es wirkt auf das Nervensystem, die Muskulatur und das allgemeine Wohlbefinden.

Bei wem?
Kalium phosphoricum wird Personen empfohlen, die unter Beschwerden im Zusammenhang mit Nervosität, Erschöpfung, Schlafstörungen oder mentaler Anspannung leiden. Es kann auch bei Muskelbeschwerden, wie Muskelkrämpfen oder Muskelschwäche, sowie bei allgemeiner Erschöpfung und Energielosigkeit angewendet werden.

In welchem Alter?
Keine Einschränkungen.

Beschwerden im Überblick:
- Nervosität
- Erschöpfung
- Schlafstörungen
- Mentale Anspannung
- Muskelkrämpfe
- Muskelschwäche

Dosierung für Erwachsene:
Die Dosierung von Kalium phosphoricum kann je nach Alter und Beschwerden variieren. In der Regel werden D6- oder D12-Potenzen empfohlen. Bei akuten Beschwerden kann die Einnahme alle 1-2 Stunden erfolgen, bei chronischen Beschwerden 1- bis 3-mal täglich.

Einnahme für Säuglinge und Kleinkinder:
Für Säuglinge und Kleinkinder können die Tabletten in etwas Wasser aufgelöst und mit einem Teelöffel oder einer Pipette verabreicht werden. Die Dosierung sollte individuell an das Alter und die Beschwerden des Kindes angepasst werden.

Behandlungsdauer:
Die Behandlungsdauer variiert je nach Art und Schwere der Beschwerden. In akuten Fällen kann die Anwendung von Kalium phosphoricum über einen kurzen Zeitraum von einigen Tagen bis zu einer Woche erfolgen. Bei chronischen Beschwerden kann die Behandlung mehrere Wochen oder Monate dauern.

➢ Kalium sulfuricum (Nr. 6 – Kaliumsulfat)

Wo wirkt es?
Kalium sulfuricum ist an der Sauerstoffversorgung der Zellen beteiligt und fördert die Bildung neuer Zellen. Es unterstützt Entgiftungsprozesse und wird vor allem bei Haut-, Schleimhaut- und Atemwegserkrankungen eingesetzt.

Bei wem?
Kalium sulfuricum wird Personen empfohlen, die unter Hautproblemen wie Ekzemen, Schuppenflechte, Akne oder trockener Haut leiden. Es kann auch bei Atemwegserkrankungen wie Bronchitis oder Sinusitis sowie bei Schleimhautentzündungen im Mund- und Rachenraum angewendet werden.

In welchem Alter?
Keine Einschränkungen.

Beschwerden im Überblick:
- Hautprobleme (Ekzeme, Schuppenflechte, Akne, trockene Haut)
- Atemwegserkrankungen (Bronchitis, Sinusitis)
- Schleimhautentzündungen im Mund- und Rachenraum

Dosierung für Erwachsene:
Die Dosierung von Kalium sulfuricum kann je nach Alter und Beschwerden variieren. In der Regel werden D6- oder D12-Potenzen empfohlen. Bei akuten Beschwerden kann die Einnahme alle 1-2 Stunden erfolgen, bei chronischen Beschwerden 1- bis 3-mal täglich.

Einnahme für Säuglinge und Kleinkinder:
Für Säuglinge und Kleinkinder können die Tabletten in etwas Wasser aufgelöst und mit einem Teelöffel oder einer Pipette verabreicht werden. Die Dosierung sollte individuell an das Alter und die Beschwerden des Kindes angepasst werden.

Behandlungsdauer:
Die Behandlungsdauer variiert je nach Art und Schwere der Beschwerden. In akuten Fällen kann die Anwendung von Kalium sulfuricum über einen kurzen Zeitraum von einigen Tagen bis zu einer Woche erfolgen. Bei chronischen Beschwerden kann die Behandlung mehrere Wochen oder Monate dauern.

➢ Magnesium phosphoricum (Nr. 7 – Magnesiumphosphat)

Wo wirkt es?
Magnesium phosphoricum ist ein wichtiger Bestandteil des Muskel- und Nervensystems. Es spielt eine zentrale Rolle bei der Muskelentspannung und der Übertragung von Nervenimpulsen.

Bei wem?
Magnesium phosphoricum wird Personen empfohlen, die unter Krämpfen, Verspannungen, Schmerzen oder Unruhe leiden. Es kann auch bei Schlafstörungen, Kopfschmerzen, Migräne und Nervosität angewendet werden.

In welchem Alter?
Keine Einschränkungen.

Beschwerden im Überblick:
- Krämpfe
- Verspannungen
- Schmerzen
- Unruhe
- Schlafstörungen
- Kopfschmerzen
- Migräne
- Nervosität

Dosierung für Erwachsene:
Die Dosierung von Magnesium phosphoricum kann je nach Alter und Beschwerden variieren. In der Regel werden D6- oder D12-Potenzen empfohlen. Bei akuten Beschwerden kann die Einnahme alle 1-2 Stunden erfolgen, bei chronischen Beschwerden 1- bis 3-mal täglich.

Einnahme für Säuglinge und Kleinkinder:
Für Säuglinge und Kleinkinder können die Tabletten in etwas Wasser aufgelöst und mit einem Teelöffel oder einer Pipette verabreicht werden. Die Dosierung sollte individuell an das Alter und die Beschwerden des Kindes angepasst werden.

Behandlungsdauer:
Die Behandlungsdauer variiert je nach Art und Schwere der Beschwerden. In akuten Fällen kann die Anwendung von Magnesium phosphoricum über einen kurzen Zeitraum von einigen Tagen bis zu einer Woche erfolgen. Bei chronischen Beschwerden kann die Behandlung mehrere Wochen oder Monate dauern.

➢ Natrium chloratum (Nr. 8 – Natriumchlorid)

Wo wirkt es?
Natrium chloratum, auch bekannt als Kochsalz, ist ein wichtiger Elektrolyt und spielt eine zentrale Rolle im Flüssigkeitshaushalt des Körpers. Es ist für den Zellstoffwechsel, den Transport von Nährstoffen und die Regulation des Säure-Basen-Gleichgewichts verantwortlich.

Bei wem?
Natrium chloratum wird empfohlen für Personen, die unter Flüssigkeitsungleichgewichten, trockener Haut, Schleimhautproblemen, Erkältungen, Heuschnupfen oder Verdauungsstörungen leiden.

In welchem Alter?
Keine Einschränkungen.

Beschwerden im Überblick:
- Flüssigkeitsungleichgewichte
- Trockene Haut
- Schleimhautprobleme
- Erkältungen
- Heuschnupfen
- Verdauungsstörungen

Dosierung für Erwachsene:
Die Dosierung von Natrium chloratum kann je nach Alter und Beschwerden variieren. In der Regel werden D6- oder D12-Potenzen empfohlen. Bei akuten Beschwerden kann die Einnahme alle 1-2 Stunden erfolgen, bei chronischen Beschwerden 1- bis 3-mal täglich.

Einnahme für Säuglinge und Kleinkinder:
Für Säuglinge und Kleinkinder können die Tabletten in etwas Wasser aufgelöst und mit einem Teelöffel oder einer Pipette verabreicht werden. Die Dosierung sollte individuell an das Alter und die Beschwerden des Kindes angepasst werden.

Behandlungsdauer:
Die Behandlungsdauer variiert je nach Art und Schwere der Beschwerden. In akuten Fällen kann die Anwendung von Natrium chloratum über einen kurzen Zeitraum von einigen Tagen bis zu einer Woche erfolgen. Bei chronischen Beschwerden kann die Behandlung mehrere Wochen oder Monate dauern.

➢ Natrium phosphoricum (Nr. 9 – Natriumphosphat)

Wo wirkt es?
Natrium phosphoricum ist ein wichtiger Bestandteil des Stoffwechsels und spielt eine zentrale Rolle bei der Regulation des Säure-Basen-Gleichgewichts im Körper. Es unterstützt die Funktion der Nerven, Muskeln und Gelenke und hilft bei der Verdauung von Fetten und Kohlenhydraten.

Bei wem?
Natrium phosphoricum wird empfohlen für Personen, die unter Sodbrennen, saurem Aufstoßen, Verdauungsstörungen, Gelenk- und Muskelschmerzen, Kopfschmerzen oder Hautproblemen leiden.

In welchem Alter?
Keine Einschränkungen.

Beschwerden im Überblick:
- Sodbrennen
- Saures Aufstoßen
- Verdauungsstörungen
- Gelenk- und Muskelschmerzen
- Kopfschmerzen
- Hautprobleme

Dosierung für Erwachsene:
Die Dosierung von Natrium phosphoricum kann je nach Alter und Beschwerden variieren. In der Regel werden D6- oder D12-Potenzen empfohlen. Bei akuten Beschwerden kann die Einnahme alle 1-2 Stunden erfolgen, bei chronischen Beschwerden 1- bis 3-mal täglich.

Einnahme für Säuglinge und Kleinkinder:
Für Säuglinge und Kleinkinder können die Tabletten in etwas Wasser aufgelöst und mit einem Teelöffel oder einer Pipette verabreicht werden. Die Dosierung sollte individuell an das Alter und die Beschwerden des Kindes angepasst werden.

Behandlungsdauer:
Die Behandlungsdauer variiert je nach Art und Schwere der Beschwerden. In akuten Fällen kann die Anwendung von Natrium phosphoricum über einen kurzen Zeitraum von einigen Tagen bis zu einer Woche erfolgen. Bei chronischen Beschwerden kann die Behandlung mehrere Wochen oder Monate dauern.

➢ Natrium sulfuricum (Nr. 10 – Natriumsulfat)

Wo wirkt es?
Natrium sulfuricum (Natriumsulfat) ist ein wichtiger Bestandteil des Stoffwechsels und spielt eine entscheidende Rolle bei der Entgiftung des Körpers. Es unterstützt die Leber- und Nierenfunktion, hilft bei der Ausscheidung von überschüssiger Flüssigkeit und sorgt für ein gesundes Gleichgewicht der Körperflüssigkeiten.

Bei wem?
Natrium sulfuricum wird empfohlen für Personen, die unter Flüssigkeitsansammlungen (Ödemen), Leber- oder Gallenbeschwerden, Verstopfung, Kopfschmerzen, Erkältungen oder Gelenkschmerzen leiden.

In welchem Alter?
Keine Einschränkungen.

Beschwerden im Überblick:
- Flüssigkeitsansammlungen (Ödeme)
- Leber- und Gallenbeschwerden
- Verstopfung
- Kopfschmerzen
- Erkältungen
- Gelenkschmerzen

Dosierung für Erwachsene:
Die Dosierung von Natrium sulfuricum kann je nach Alter und Beschwerden variieren. In der Regel werden D6- oder D12-Potenzen empfohlen. Bei akuten Beschwerden kann die Einnahme alle 1-2 Stunden erfolgen, bei chronischen Beschwerden 1- bis 3-mal täglich.

Einnahme für Säuglinge und Kleinkinder:
Für Säuglinge und Kleinkinder können die Tabletten in etwas Wasser aufgelöst und mit einem Teelöffel oder einer Pipette verabreicht werden. Die Dosierung sollte individuell an das Alter und die Beschwerden des Kindes angepasst werden.

Behandlungsdauer:
Die Behandlungsdauer variiert je nach Art und Schwere der Beschwerden. In akuten Fällen kann die Anwendung von Natrium sulfuricum über einen kurzen Zeitraum von einigen Tagen bis zu einer Woche erfolgen. Bei chronischen Beschwerden kann die Behandlung mehrere Wochen oder Monate dauern.

➢ Silicea (Nr. 11 – Kieselsäure)

Wo wirkt es?
Silicea ist ein wichtiger Bestandteil des Bindegewebes, der Haut, der Haare und der Nägel. Es unterstützt die Bildung von Kollagen, verbessert die Elastizität des Gewebes und stärkt das Immunsystem. Silicea wirkt auch auf das Nervensystem und kann die körpereigene Abwehr gegen Infektionen unterstützen.

Bei wem?
Silicea wird empfohlen für Personen, die unter Hautproblemen, brüchigen Haaren und Nägeln, Bindegewebsschwäche, Entzündungen oder Infektionen leiden.

In welchem Alter?
Keine Einschränkungen.

Beschwerden im Überblick:
- Hautprobleme
- Brüchige Haare und Nägel
- Bindegewebsschwäche
- Entzündungen
- Infektionen

Dosierung für Erwachsene:
Die Dosierung von Silicea kann je nach Alter und Beschwerden variieren. In der Regel werden D6- oder D12-Potenzen empfohlen. Bei akuten Beschwerden kann die Einnahme alle 1-2 Stunden erfolgen, bei chronischen Beschwerden 1- bis 3-mal täglich.

Einnahme für Säuglinge und Kleinkinder:
Für Säuglinge und Kleinkinder können die Tabletten in etwas Wasser aufgelöst und mit einem Teelöffel oder einer Pipette verabreicht werden. Die Dosierung sollte individuell an das Alter und die Beschwerden des Kindes angepasst werden.

Behandlungsdauer:
Die Behandlungsdauer variiert je nach Art und Schwere der Beschwerden. In akuten Fällen kann die Anwendung von Silicea über einen kurzen Zeitraum von einigen Tagen bis zu einer Woche erfolgen. Bei chronischen Beschwerden kann die Behandlung mehrere Wochen oder Monate dauern.

➢ Calcium sulfuricum (Nr. 12 – Kalziumsulfat)

Wo wirkt es?
Calcium sulfuricum ist ein wichtiger Bestandteil des Bindegewebes und spielt eine entscheidende Rolle bei der Bildung von Gelenkknorpeln und Bandscheiben. Es wirkt entzündungshemmend, unterstützt den Stoffwechsel und hilft bei der Ausscheidung von Schadstoffen aus dem Körper. Calcium sulfuricum ist zudem an der Wundheilung beteiligt und unterstützt die Funktion von Leber und Galle.

Bei wem?
Calcium sulfuricum wird empfohlen für Personen, die unter Gelenk- und Muskelschmerzen, Entzündungen, eitrigen Prozessen, Hautunreinheiten, Leber- oder Gallenbeschwerden leiden.

In welchem Alter?
Keine Einschränkungen.

Beschwerden im Überblick:
- Gelenk- und Muskelschmerzen
- Entzündungen
- Eitrige Prozesse
- Hautunreinheiten
- Leber- und Gallenbeschwerden

Dosierung für Erwachsene:
Die Dosierung von Calcium sulfuricum kann je nach Alter und Beschwerden variieren. In der Regel werden D6- oder D12-Potenzen empfohlen. Bei akuten Beschwerden kann die Einnahme alle 1-2 Stunden erfolgen, bei chronischen Beschwerden 1- bis 3-mal täglich.

Einnahme für Säuglinge und Kleinkinder:
Für Säuglinge und Kleinkinder können die Tabletten in etwas Wasser aufgelöst und mit einem Teelöffel oder einer Pipette verabreicht werden. Die Dosierung sollte individuell an das Alter und die Beschwerden des Kindes angepasst werden.

Behandlungsdauer:
Die Behandlungsdauer variiert je nach Art und Schwere der Beschwerden. In akuten Fällen kann die Anwendung von Calcium sulfuricum über einen kurzen Zeitraum von einigen Tagen bis zu einer Woche erfolgen. Bei chronischen Beschwerden kann die Behandlung mehrere Wochen oder Monate dauern.

Neben den Basissalzen gibt es auch 15 Ergänzungssalze, die bei spezifischen Beschwerden eingesetzt werden können. Hier finden Sie die 15 Ergänzungssalze mit einer Beschreibung ihrer Hauptanwendungsgebiete:

➢ Kalium arsenicosum (Nr. 13)

Wo wirkt es?
Kalium arsenicosum ist an verschiedenen Stoffwechselvorgängen im Körper beteiligt und spielt eine Rolle bei der Regulierung des Zellstoffwechsels. Es hat eine entgiftende Wirkung und unterstützt den Körper bei der Ausscheidung von Schadstoffen. Kalium arsenicosum wird vor allem bei Hauterkrankungen und allergischen Reaktionen eingesetzt.

Bei wem?
Kalium arsenicosum wird empfohlen für Personen, die unter Hauterkrankungen, Allergien, Ekzemen, Neurodermitis oder Schuppenflechte leiden. Es kann auch bei rheumatischen Beschwerden, Entzündungen und Erschöpfungszuständen angewendet werden.

In welchem Alter?
Keine Einschränkungen.

Beschwerden im Überblick:
- Hauterkrankungen (z.B. Ekzeme, Neurodermitis, Schuppenflechte)
- Allergische Reaktionen
- Rheumatische Beschwerden
- Entzündungen
- Erschöpfungszustände

Dosierung für Erwachsene:
Die Dosierung von Kalium arsenicosum kann je nach Alter und Beschwerden variieren. In der Regel werden D6- oder D12-Potenzen empfohlen. Bei akuten Beschwerden kann die Einnahme alle 1-2 Stunden erfolgen, bei chronischen Beschwerden 1- bis 3-mal täglich.

Einnahme für Säuglinge und Kleinkinder:
Für Säuglinge und Kleinkinder können die Tabletten in etwas Wasser aufgelöst und mit einem Teelöffel oder einer Pipette verabreicht werden. Die Dosierung sollte individuell an das Alter und die Beschwerden des Kindes angepasst werden.

Behandlungsdauer:
Die Dauer der Therapie hängt von der Art und dem Ausmaß der Symptome ab. Bei akuten Beschwerden kann die Anwendung von Calcium sulfuricum für einen kurzen Zeitraum, beispielsweise einige Tage bis zu einer Woche, erfolgen. Im Falle chronischer Probleme kann die Behandlung über mehrere Wochen oder sogar Monate fortgesetzt werden.

➢ Kalium bromatum (Nr. 14)

Wo wirkt es?
Kalium bromatum ist an verschiedenen Stoffwechselvorgängen im Körper beteiligt und spielt eine Rolle bei der Funktion des Nervensystems. Es hat eine beruhigende Wirkung und wird vor allem bei nervösen Beschwerden, Unruhezuständen, Schlafstörungen und Hauterkrankungen eingesetzt.

Bei wem?
Kalium bromatum wird empfohlen für Personen, die unter nervösen Beschwerden, Unruhezuständen, Schlafstörungen oder Hauterkrankungen wie Akne leiden. Es kann auch bei Angstzuständen und Reizbarkeit angewendet werden.

In welchem Alter?
Keine Einschränkungen.

Beschwerden im Überblick:
- Nervosität
- Unruhezustände
- Schlafstörungen
- Hauterkrankungen (z. B. Akne)
- Angstzustände
- Reizbarkeit

Dosierung für Erwachsene:
Die Dosierung von Kalium bromatum kann je nach Alter und Beschwerden variieren. In der Regel werden D6- oder D12-Potenzen empfohlen. Bei akuten Beschwerden kann die Einnahme alle 1-2 Stunden erfolgen, bei chronischen Beschwerden 1- bis 3-mal täglich.

Einnahme für Säuglinge und Kleinkinder:
Für Säuglinge und Kleinkinder können die Tabletten in etwas Wasser aufgelöst und mit einem Teelöffel oder einer Pipette verabreicht werden. Die Dosierung sollte individuell an das Alter und die Beschwerden des Kindes angepasst werden.

Behandlungsdauer:
Die Dauer der Therapie hängt von der Art und dem Ausmaß der Symptome ab. Bei akuten Beschwerden kann die Anwendung von Kalium bromatum für einen kurzen Zeitraum, beispielsweise einige Tage bis zu einer Woche, erfolgen. Im Falle chronischer Probleme kann die Behandlung über mehrere Wochen oder sogar Monate fortgesetzt werden.

➢ Kalium jodatum (Nr. 15)

Wo wirkt es?
Kalium jodatum ist an verschiedenen Stoffwechselvorgängen im Körper beteiligt und spielt eine wichtige Rolle bei der Funktion der Schilddrüse. Es unterstützt die Hormonproduktion und hilft bei der Regulierung des Stoffwechsels. Kalium jodatum wird vor allem bei Schilddrüsenbeschwerden, Stoffwechselstörungen und Hauterkrankungen eingesetzt.

Bei wem?
Kalium jodatum wird empfohlen für Personen, die unter Schilddrüsenbeschwerden, Stoffwechselstörungen oder Hauterkrankungen leiden. Es kann auch bei Müdigkeit und Erschöpfungszuständen, die mit einer Schilddrüsenunterfunktion in Verbindung stehen, angewendet werden.

In welchem Alter?
Keine Einschränkungen.

Beschwerden im Überblick:
- Schilddrüsenbeschwerden
- Stoffwechselstörungen
- Hauterkrankungen
- Müdigkeit und Erschöpfungszustände bei Schilddrüsenunterfunktion

Dosierung für Erwachsene:
Die Dosierung von Kalium jodatum kann je nach Alter und Beschwerden variieren. In der Regel werden D6- oder D12-Potenzen empfohlen. Bei akuten Beschwerden kann die Einnahme alle 1-2 Stunden erfolgen, bei chronischen Beschwerden 1- bis 3-mal täglich.

Einnahme für Säuglinge und Kleinkinder:
Für Säuglinge und Kleinkinder können die Tabletten in etwas Wasser aufgelöst und mit einem Teelöffel oder einer Pipette verabreicht werden. Die Dosierung sollte individuell an das Alter und die Beschwerden des Kindes angepasst werden.

Behandlungsdauer:
Die Dauer der Therapie hängt von der Art und dem Ausmaß der Symptome ab. Bei akuten Beschwerden kann die Anwendung von Kalium jodatum für einen kurzen Zeitraum, beispielsweise einige Tage bis zu einer Woche, erfolgen. Im Falle chronischer Probleme kann die Behandlung über mehrere Wochen oder sogar Monate fortgesetzt werden.

➢ Lithium chloratum (Nr. 16)

Wo wirkt es?
Lithium chloratum ist an der Regulierung der Nervenfunktionen beteiligt und beeinflusst die Stimmungslage. Es wird vor allem eingesetzt, um psychische Beschwerden wie Stimmungsschwankungen, Ängste und Stress abzumildern. Darüber hinaus kann es bei rheumatischen Beschwerden und Gicht helfen.

Bei wem?
Lithium chloratum wird empfohlen für Personen, die unter Stimmungsschwankungen, Ängsten, Stress oder nervösen Störungen leiden. Es kann auch bei rheumatischen Beschwerden und Gicht angewendet werden.

In welchem Alter?
Keine Einschränkungen.

Beschwerden im Überblick:
- Stimmungsschwankungen
- Ängste
- Stress
- Nervöse Störungen
- Rheumatische Beschwerden
- Gicht

Dosierung für Erwachsene:
Die Dosierung von Lithium chloratum kann je nach Alter und Beschwerden variieren. In der Regel werden D6- oder D12-Potenzen empfohlen. Bei akuten Beschwerden kann die Einnahme alle 1-2 Stunden erfolgen, bei chronischen Beschwerden 1- bis 3-mal täglich.

Einnahme für Säuglinge und Kleinkinder:
Für Säuglinge und Kleinkinder können die Tabletten in etwas Wasser aufgelöst und mit einem Teelöffel oder einer Pipette verabreicht werden. Die Dosierung sollte individuell an das Alter und die Beschwerden des Kindes angepasst werden.

Behandlungsdauer:
Die Dauer der Therapie hängt von der Art und dem Ausmaß der Symptome ab. Bei akuten Beschwerden kann die Anwendung von Lithium chloratum für einen kurzen Zeitraum, beispielsweise einige Tage bis zu einer Woche, erfolgen. Im Falle chronischer Probleme kann die Behandlung über mehrere Wochen oder sogar Monate fortgesetzt werden.

➢ Manganum sulfuricum (Nr. 17)

Wo wirkt es?
Manganum sulfuricum ist an verschiedenen Stoffwechselvorgängen beteiligt und unterstützt die Bildung von Bindegewebe, Knochen und Knorpel. Es wirkt entzündungshemmend und wird vor allem bei Gelenkbeschwerden, Arthritis, Muskelverspannungen und Verletzungen eingesetzt.

Bei wem?
Manganum sulfuricum wird empfohlen für Personen, die unter Gelenkbeschwerden, Arthritis, Muskelverspannungen oder Verletzungen leiden. Es kann auch bei entzündlichen Erkrankungen und Störungen des Bindegewebes angewendet werden.

In welchem Alter?
Keine Einschränkungen.

Beschwerden im Überblick:
- Gelenkbeschwerden
- Arthritis
- Muskelverspannungen
- Verletzungen
- Entzündliche Erkrankungen
- Störungen des Bindegewebes

Dosierung für Erwachsene:
Die Dosierung von Manganum sulfuricum kann je nach Alter und Beschwerden variieren. In der Regel werden D6- oder D12-Potenzen empfohlen. Bei akuten Beschwerden kann die Einnahme alle 1-2 Stunden erfolgen, bei chronischen Beschwerden 1- bis 3-mal täglich.

Einnahme für Säuglinge und Kleinkinder:
Für Säuglinge und Kleinkinder können die Tabletten in etwas Wasser aufgelöst und mit einem Teelöffel oder einer Pipette verabreicht werden. Die Dosierung sollte individuell an das Alter und die Beschwerden des Kindes angepasst werden.

Behandlungsdauer:
Die Dauer der Therapie hängt von der Art und dem Ausmaß der Symptome ab. Bei akuten Beschwerden kann die Anwendung von Manganum sulfuricum für einen kurzen Zeitraum, beispielsweise einige Tage bis zu einer Woche, erfolgen. Im Falle chronischer Probleme kann die Behandlung über mehrere Wochen oder sogar Monate fortgesetzt werden.

➢ Calcium sulfuratum (Nr. 18)

Wo wirkt es?
Calcium sulfuratum ist an verschiedenen Stoffwechselvorgängen beteiligt und unterstützt die Bildung von Kollagen, das für gesunde Haut, Haare, Nägel, Knochen und Bindegewebe wichtig ist. Es hat eine entgiftende Wirkung und wird vor allem bei Hauterkrankungen, Ekzemen, Wundheilungsstörungen und Entzündungen eingesetzt.

Bei wem?
Calcium sulfuratum wird empfohlen für Personen, die unter Hauterkrankungen, Ekzemen, Wundheilungsstörungen, Entzündungen oder Problemen mit Haaren, Nägeln und Bindegewebe leiden.

In welchem Alter?
Keine Einschränkungen.

Beschwerden im Überblick:
- Hauterkrankungen
- Ekzeme
- Wundheilungsstörungen
- Entzündungen
- Probleme mit Haaren, Nägeln und Bindegewebe

Dosierung für Erwachsene:
Die Dosierung von Calcium sulfuratum kann je nach Alter und Beschwerden variieren. In der Regel werden D6- oder D12-Potenzen empfohlen. Bei akuten Beschwerden kann die Einnahme alle 1-2 Stunden erfolgen, bei chronischen Beschwerden 1- bis 3-mal täglich.

Einnahme für Säuglinge und Kleinkinder:
Für Säuglinge und Kleinkinder können die Tabletten in etwas Wasser aufgelöst und mit einem Teelöffel oder einer Pipette verabreicht werden. Die Dosierung sollte individuell an das Alter und die Beschwerden des Kindes angepasst werden.

Behandlungsdauer:
Die Dauer der Therapie hängt von der Art und dem Ausmaß der Symptome ab. Bei akuten Beschwerden kann die Anwendung von Calcium sulfuratum für einen kurzen Zeitraum, beispielsweise einige Tage bis zu einer Woche, erfolgen. Im Falle chronischer Probleme kann die Behandlung über mehrere Wochen oder sogar Monate fortgesetzt werden.

➢ Cuprum arsenicosum (Nr. 19)

Wo wirkt es?
Cuprum arsenicosum wirkt hauptsächlich auf das Nerven- und Muskelgewebe und spielt eine Rolle bei der Regulierung der Muskelkontraktion und Entspannung. Es wird vor allem bei Krämpfen, Muskelverspannungen und Nervenschmerzen eingesetzt.

Bei wem?
Cuprum arsenicosum wird empfohlen für Personen, die unter Krämpfen, Muskelverspannungen, Nervenschmerzen oder neuralgischen Beschwerden leiden.

In welchem Alter?
Keine Einschränkungen.

Beschwerden im Überblick:
- Krämpfe
- Muskelverspannungen
- Nervenschmerzen
- Neuralgische Beschwerden

Dosierung für Erwachsene:
Die Dosierung von Cuprum arsenicosum kann je nach Alter und Beschwerden variieren. In der Regel werden D6- oder D12-Potenzen empfohlen. Bei akuten Beschwerden kann die Einnahme alle 1-2 Stunden erfolgen, bei chronischen Beschwerden 1- bis 3-mal täglich.

Einnahme für Säuglinge und Kleinkinder:
Für Säuglinge und Kleinkinder können die Tabletten in etwas Wasser aufgelöst und mit einem Teelöffel oder einer Pipette verabreicht werden. Die Dosierung sollte individuell an das Alter und die Beschwerden des Kindes angepasst werden.

Behandlungsdauer:
Die Dauer der Therapie hängt von der Art und dem Ausmaß der Symptome ab. Bei akuten Beschwerden kann die Anwendung von Cuprum arsenicosum für einen kurzen Zeitraum, beispielsweise einige Tage bis zu einer Woche, erfolgen. Im Falle chronischer Probleme kann die Behandlung über mehrere Wochen oder sogar Monate fortgesetzt werden.

➢ Kalium-aluminium sulfuricum (Nr. 20)

Wo wirkt es?
Kalium-aluminium sulfuricum ist an verschiedenen Stoffwechselvorgängen im Körper beteiligt und spielt eine Rolle bei der Regulierung des Wasserhaushalts. Es hat eine entgiftende Wirkung und unterstützt den Körper bei der Ausscheidung von überschüssiger Flüssigkeit. Kalium-aluminium sulfuricum wird vor allem bei Ödemen und Schwellungen eingesetzt.

Bei wem?
Kalium-aluminium sulfuricum wird empfohlen für Personen, die unter Ödemen, Schwellungen, Wassereinlagerungen oder Nieren- und Blasenbeschwerden leiden.

In welchem Alter?
Keine Einschränkungen.

Beschwerden im Überblick:
- Ödeme
- Schwellungen
- Wassereinlagerungen
- Nieren- und Blasenbeschwerden

Dosierung für Erwachsene:
Die Dosierung von Kalium-aluminium sulfuricum kann je nach Alter und Beschwerden variieren. In der Regel werden D6- oder D12-Potenzen empfohlen. Bei akuten Beschwerden kann die Einnahme alle 1-2 Stunden erfolgen, bei chronischen Beschwerden 1- bis 3-mal täglich.

Einnahme für Säuglinge und Kleinkinder:
Für Säuglinge und Kleinkinder können die Tabletten in etwas Wasser aufgelöst und mit einem Teelöffel oder einer Pipette verabreicht werden. Die Dosierung sollte individuell an das Alter und die Beschwerden des Kindes angepasst werden.

Behandlungsdauer:
Die Dauer der Therapie hängt von der Art und dem Ausmaß der Symptome ab. Bei akuten Beschwerden kann die Anwendung von Kalium-aluminium sulfuricum für einen kurzen Zeitraum, beispielsweise einige Tage bis zu einer Woche, erfolgen. Im Falle chronischer Probleme kann die Behandlung über mehrere Wochen oder sogar Monate fortgesetzt werden.

➢ Zincum chloratum (Nr. 21)

Wo wirkt es?
Zincum chloratum ist an verschiedenen Stoffwechselvorgängen im Körper beteiligt und spielt eine Rolle bei der Regulierung von Wachstums- und Heilungsprozessen. Es unterstützt das Immunsystem und fördert die Haut- und Schleimhautgesundheit. Zincum chloratum wird vor allem bei Hautproblemen, Wundheilungsstörungen und Infektanfälligkeit eingesetzt.

Bei wem?
Zincum chloratum wird empfohlen für Personen, die unter Hautproblemen, Wundheilungsstörungen, Infektanfälligkeit oder geschwächtem Immunsystem leiden.

In welchem Alter?
Keine Einschränkungen.

Beschwerden im Überblick:
- Hautprobleme (z. B. Akne, Neurodermitis)
- Wundheilungsstörungen
- Infektanfälligkeit
- Geschwächtes Immunsystem

Dosierung für Erwachsene:
Die Dosierung von Zincum chloratum kann je nach Alter und Beschwerden variieren. In der Regel werden D6- oder D12-Potenzen empfohlen. Bei akuten Beschwerden kann die Einnahme alle 1-2 Stunden erfolgen, bei chronischen Beschwerden 1- bis 3-mal täglich.

Einnahme für Säuglinge und Kleinkinder:
Für Säuglinge und Kleinkinder können die Tabletten in etwas Wasser aufgelöst und mit einem Teelöffel oder einer Pipette verabreicht werden. Die Dosierung sollte individuell an das Alter und die Beschwerden des Kindes angepasst werden.

Behandlungsdauer:
Die Dauer der Therapie hängt von der Art und dem Ausmaß der Symptome ab. Bei akuten Beschwerden kann die Anwendung von Zincum chloratum für einen kurzen Zeitraum, beispielsweise einige Tage bis zu einer Woche, erfolgen. Im Falle chronischer Probleme kann die Behandlung über mehrere Wochen oder sogar Monate fortgesetzt werden.

➢ Calcium carbonicum (Nr. 22)

Wo wirkt es?
Calcium carbonicum ist an verschiedenen Stoffwechselvorgängen im Körper beteiligt und spielt eine wichtige Rolle bei der Bildung und Erhaltung von Knochen und Zähnen. Es unterstützt das Immunsystem, das Nervensystem und das Herz-Kreislauf-System. Calcium carbonicum wird vor allem bei Knochen- und Zahnproblemen, Wachstumsstörungen und Schwächezuständen eingesetzt.

Bei wem?
Calcium carbonicum wird empfohlen für Personen, die unter Knochen- und Zahnproblemen, Wachstumsstörungen, Schwächezuständen, Nervosität oder Herz-Kreislauf-Problemen leiden.

In welchem Alter?
Keine Einschränkungen

Beschwerden im Überblick:
- Knochen- und Zahnprobleme
- Wachstumsstörungen
- Schwächezustände
- Nervosität
- Herz-Kreislauf-Probleme

Dosierung für Erwachsene:
Die Dosierung von Calcium carbonicum kann je nach Alter und Beschwerden variieren. In der Regel werden D6- oder D12-Potenzen empfohlen. Bei akuten Beschwerden kann die Einnahme alle 1-2 Stunden erfolgen, bei chronischen Beschwerden 1- bis 3-mal täglich.

Einnahme für Säuglinge und Kleinkinder:
Für Säuglinge und Kleinkinder können die Tabletten in etwas Wasser aufgelöst und mit einem Teelöffel oder einer Pipette verabreicht werden. Die Dosierung sollte individuell an das Alter und die Beschwerden des Kindes angepasst werden.

Behandlungsdauer:
Die Dauer der Therapie hängt von der Art und dem Ausmaß der Symptome ab. Bei akuten Beschwerden kann die Anwendung von Calcium carbonicum für einen kurzen Zeitraum, beispielsweise einige Tage bis zu einer Woche, erfolgen. Im Falle chronischer Probleme kann die Behandlung über mehrere Wochen oder sogar Monate fortgesetzt werden.

➢ Natrium bicarbonicum (Nr. 23)

Wo wirkt es?
Natrium bicarbonicum ist ein wichtiger Bestandteil des Säure-Basen-Gleichgewichts im Körper und spielt eine entscheidende Rolle bei der Pufferung von Säuren. Es unterstützt den Stoffwechsel und die Entgiftung des Körpers und wird vor allem bei Säureüberschuss, Verdauungsproblemen und Müdigkeit eingesetzt.

Bei wem?
Natrium bicarbonicum wird empfohlen für Personen, die unter Säureüberschuss, Verdauungsproblemen, Blähungen, Sodbrennen, Müdigkeit oder allgemeiner Schwäche leiden.

In welchem Alter?
Keine Einschränkungen.

Beschwerden im Überblick:
- Säureüberschuss
- Verdauungsprobleme
- Blähungen
- Sodbrennen
- Müdigkeit
- Allgemeine Schwäche

Dosierung für Erwachsene:
Die Dosierung von Natrium bicarbonicum kann je nach Alter und Beschwerden variieren. In der Regel werden D6- oder D12-Potenzen empfohlen. Bei akuten Beschwerden kann die Einnahme alle 1-2 Stunden erfolgen, bei chronischen Beschwerden 1- bis 3-mal täglich.

Einnahme für Säuglinge und Kleinkinder:
Für Säuglinge und Kleinkinder können die Tabletten in etwas Wasser aufgelöst und mit einem Teelöffel oder einer Pipette verabreicht werden. Die Dosierung sollte individuell an das Alter und die Beschwerden des Kindes angepasst werden.

Behandlungsdauer:
Die Dauer der Therapie hängt von der Art und dem Ausmaß der Symptome ab. Bei akuten Beschwerden kann die Anwendung von Natrium bicarbonicum für einen kurzen Zeitraum, beispielsweise einige Tage bis zu einer Woche, erfolgen. Im Falle chronischer Probleme kann die Behandlung über mehrere Wochen oder sogar Monate fortgesetzt werden.

➢ Arsenum jodatum (Nr. 24)

Wo wirkt es?
Arsenum jodatum ist an verschiedenen Stoffwechselvorgängen im Körper beteiligt und hat eine entgiftende Wirkung. Es wird vor allem bei Erkrankungen der Atemwege, Hauterkrankungen und Störungen des Immunsystems eingesetzt.

Bei wem?
Arsenum jodatum wird empfohlen für Personen, die unter Atemwegserkrankungen (z. B. Asthma, Bronchitis, Heuschnupfen), Hauterkrankungen (z. B. Ekzeme, Neurodermitis, Schuppenflechte) oder geschwächtem Immunsystem leiden.

In welchem Alter?
Keine Einschränkungen.

Beschwerden im Überblick:
- Atemwegserkrankungen (z. B. Asthma, Bronchitis, Heuschnupfen)
- Hauterkrankungen (z. B. Ekzeme, Neurodermitis, Schuppenflechte)
- Geschwächtes Immunsystem

Dosierung für Erwachsene:
Die Dosierung von Arsenum jodatum kann je nach Alter und Beschwerden variieren. In der Regel werden D6- oder D12-Potenzen empfohlen. Bei akuten Beschwerden kann die Einnahme alle 1-2 Stunden erfolgen, bei chronischen Beschwerden 1- bis 3-mal täglich.

Einnahme für Säuglinge und Kleinkinder:
Für Säuglinge und Kleinkinder können die Tabletten in etwas Wasser aufgelöst und mit einem Teelöffel oder einer Pipette verabreicht werden. Die Dosierung sollte individuell an das Alter und die Beschwerden des Kindes angepasst werden.

Behandlungsdauer:
Die Dauer der Therapie hängt von der Art und dem Ausmaß der Symptome ab. Bei akuten Beschwerden kann die Anwendung von Arsenum jodatum für einen kurzen Zeitraum, beispielsweise einige Tage bis zu einer Woche, erfolgen. Im Falle chronischer Probleme kann die Behandlung über mehrere Wochen oder sogar Monate fortgesetzt werden.

➢ Aurum chloratum natronatum (Nr. 25)

Wo wirkt es?
Aurum chloratum natronatum wirkt hauptsächlich auf das Herz-Kreislauf-System, das Immunsystem, das Nervensystem und die Psyche. Es wird bei Herzbeschwerden, Bluthochdruck, Depressionen und anderen psychischen Beschwerden eingesetzt.

Bei wem?
Aurum chloratum natronatum wird empfohlen für Personen, die unter Herz-Kreislauf-Beschwerden, Bluthochdruck, Depressionen, Angstzuständen oder anderen psychischen Beschwerden leiden. Es kann auch bei Müdigkeit, Erschöpfung und Schwächegefühl angewendet werden.

In welchem Alter?
Keine Einschränkungen.

Beschwerden im Überblick:
- Herz-Kreislauf-Beschwerden
- Bluthochdruck
- Depressionen
- Angstzustände
- Müdigkeit, Erschöpfung, Schwächegefühl

Dosierung für Erwachsene:
Die Dosierung von Aurum chloratum natronatum kann je nach Alter und Beschwerden variieren. In der Regel werden D6- oder D12-Potenzen empfohlen. Bei akuten Beschwerden kann die Einnahme alle 1-2 Stunden erfolgen, bei chronischen Beschwerden 1- bis 3-mal täglich.

Einnahme für Säuglinge und Kleinkinder:
Für Säuglinge und Kleinkinder können die Tabletten in etwas Wasser aufgelöst und mit einem Teelöffel oder einer Pipette verabreicht werden. Die Dosierung sollte individuell an das Alter und die Beschwerden des Kindes angepasst werden.

Behandlungsdauer:
Die Dauer der Therapie hängt von der Art und dem Ausmaß der Symptome ab. Bei akuten Beschwerden kann die Anwendung von Aurum chloratum für einen kurzen Zeitraum, beispielsweise einige Tage bis zu einer Woche, erfolgen. Im Falle chronischer Probleme kann die Behandlung über mehrere Wochen oder sogar Monate fortgesetzt werden.

➢ Selenium (Nr. 26)

Wo wirkt es?
Selenium spielt eine wichtige Rolle im Körper als Antioxidans und ist an verschiedenen Stoffwechselvorgängen beteiligt. Es unterstützt das Immunsystem, schützt die Zellen vor oxidativem Stress und hilft bei der Entgiftung von Schadstoffen. Selenium wird vor allem bei Erschöpfung, Müdigkeit und zur Stärkung des Immunsystems eingesetzt.

Bei wem?
Selenium wird empfohlen für Personen, die unter Müdigkeit, Erschöpfung oder einem geschwächten Immunsystem leiden. Es kann auch bei Haarausfall, brüchigen Nägeln und Hautproblemen angewendet werden.

In welchem Alter?
Keine Einschränkungen.

Beschwerden im Überblick:
- Müdigkeit, Erschöpfung
- Geschwächtes Immunsystem
- Haarausfall, brüchige Nägel
- Hautprobleme

Dosierung für Erwachsene:
Die Dosierung von Selenium kann je nach Alter und Beschwerden variieren. In der Regel werden D6- oder D12-Potenzen empfohlen. Bei akuten Beschwerden kann die Einnahme alle 1-2 Stunden erfolgen, bei chronischen Beschwerden 1- bis 3-mal täglich.

Einnahme für Säuglinge und Kleinkinder:
Für Säuglinge und Kleinkinder können die Tabletten in etwas Wasser aufgelöst und mit einem Teelöffel oder einer Pipette verabreicht werden. Die Dosierung sollte individuell an das Alter und die Beschwerden des Kindes angepasst werden.

Behandlungsdauer:
Die Dauer der Therapie hängt von der Art und dem Ausmaß der Symptome ab. Bei akuten Beschwerden kann die Anwendung von Selenium für einen kurzen Zeitraum, beispielsweise einige Tage bis zu einer Woche, erfolgen. Im Falle chronischer Probleme kann die Behandlung über mehrere Wochen oder sogar Monate fortgesetzt werden.

➢ Kalium bichromicum (Nr. 27)

Wo wirkt es?
Kalium bichromicum ist an verschiedenen Stoffwechselvorgängen beteiligt und wirkt insbesondere auf die Schleimhäute. Es hat entzündungshemmende Eigenschaften und wird vor allem bei Erkrankungen der Atemwege, des Verdauungstraktes und der Haut eingesetzt.

Bei wem?
Kalium bichromicum wird empfohlen für Personen, die unter Atemwegserkrankungen, Verdauungsbeschwerden, Hautproblemen oder entzündlichen Prozessen leiden.

In welchem Alter?
Keine Einschränkungen.

Beschwerden im Überblick:
- Atemwegserkrankungen (z. B. Bronchitis, Sinusitis)
- Verdauungsbeschwerden (z. B. Magenschmerzen, Verstopfung)
- Hautprobleme (z. B. Ekzeme, Abszesse)
- Entzündliche Prozesse

Dosierung für Erwachsene:
Die Dosierung von Kalium bichromicum kann je nach Alter und Beschwerden variieren. In der Regel werden D6- oder D12-Potenzen empfohlen. Bei akuten Beschwerden kann die Einnahme alle 1-2 Stunden erfolgen, bei chronischen Beschwerden 1- bis 3-mal täglich.

Einnahme für Säuglinge und Kleinkinder:
Für Säuglinge und Kleinkinder können die Tabletten in etwas Wasser aufgelöst und mit einem Teelöffel oder einer Pipette verabreicht werden. Die Dosierung sollte individuell an das Alter und die Beschwerden des Kindes angepasst werden.

Behandlungsdauer:
Die Dauer der Therapie hängt von der Art und dem Ausmaß der Symptome ab. Bei akuten Beschwerden kann die Anwendung von Kalium bichromicum für einen kurzen Zeitraum, beispielsweise einige Tage bis zu einer Woche, erfolgen. Im Falle chronischer Probleme kann die Behandlung über mehrere Wochen oder sogar Monate fortgesetzt werden.

Die Ergänzungssalze erweitern das Spektrum der Schüßler-Salze und bieten weitere Möglichkeiten, um die Gesundheit und das Wohlbefinden zu unterstützen. Sie können je nach individuellem Bedarf und nach Beschwerden im Einzelfall eingesetzt werden. Wie bei den Basissalzen ist es wichtig, vor der Einnahme der Ergänzungssalze den Rat eines erfahrenen Therapeuten einzuholen, um die geeigneten Salze und Potenzen für die jeweilige Situation zu bestimmen.

Entzündungen mit Schüßler-Salzen behandeln

Einführung: Entzündungen und ihre Bedeutung für die Gesundheit

Entzündungen sind natürliche Reaktionen des Körpers auf Verletzungen, Infektionen oder Reizungen und spielen eine zentrale Rolle in unserem Immunsystem. Sie dienen dem Schutz des Körpers, indem sie den Heilungsprozess in Gang setzen und schädliche Erreger oder Fremdkörper beseitigen. In vielen Fällen sind Entzündungen notwendig und hilfreich, um die Gesundheit wiederherzustellen.

Entzündungsreaktionen können jedoch auch problematisch werden, wenn sie übermäßig oder chronisch auftreten. Chronische Entzündungen sind oft schleichend und können unbemerkt bleiben, während sie den Körper langfristig belasten. Sie sind mit verschiedenen Erkrankungen, wie Autoimmunerkrankungen, Herz-Kreislauf-Erkrankungen, Diabetes, neurologischen Erkrankungen oder Krebs, in Verbindung gebracht worden.

Entzündungen lassen sich anhand von fünf klassischen Anzeichen erkennen:

✓ Rötung
✓ Schwellung
✓ Wärme
✓ Schmerz
✓ eingeschränkte Funktion

Diese Symptome entstehen durch eine erhöhte Durchblutung, die Einwanderung von Immunzellen in das betroffene Gewebe und die Freisetzung von Entzündungsmediatoren, die an der Regulation des Entzündungsprozesses beteiligt sind.

Bei der Behandlung von Entzündungen ist es wichtig, die zugrundeliegende Ursache zu identifizieren und gezielt anzugehen. Neben konventionellen medizinischen Ansätzen, wie der Verwendung von entzündungshemmenden Medikamenten, können auch natürliche Heilverfahren wie die Therapie mit Schüßler-Salzen eine wertvolle Unterstützung bieten.

Die Behandlung von Entzündungen mit Schüßler-Salzen basiert auf der Annahme, dass bestimmte Mineralstoffe im Körper eine entscheidende Rolle bei der Regulation von Entzündungsprozessen spielen. Durch die gezielte Zufuhr dieser Mineralstoffe in homöopathischen Potenzen sollen Entzündungen gelindert und die Selbstheilungskräfte des Körpers aktiviert werden. Dabei wird das sogenannte Entzündungsschema herangezogen, um die richtigen Schüßler-Salze für die verschiedenen Phasen einer Entzündung auszuwählen und optimal einzusetzen.

Das Entzündungsschema: Schüßler-Salze und ihre Anwendung bei Entzündungen

Das Entzündungsschema ist ein Konzept innerhalb der Schüßler-Salz-Therapie, das dazu dient, die richtigen Schüßler-Salze für die verschiedenen Phasen einer Entzündung auszuwählen und optimal einzusetzen. Entzündungen verlaufen in der Regel in mehreren Stadien, die jeweils unterschiedliche biochemische Prozesse im Körper durchlaufen. Indem man die Schüßler-Salze gezielt und in der richtigen Reihenfolge anwendet, können diese Prozesse unterstützt und die Entzündung kann effektiv behandelt werden.

Die akute Entzündungsphase

In der akuten Entzündungsphase kommt es zu einer vermehrten Durchblutung im betroffenen Bereich, was zu Rötungen, Schwellungen, Wärme und Schmerzen führt. Diese Reaktion dient dazu, Immunzellen und Nährstoffe zum Ort der Entzündung zu transportieren, um den Heilungsprozess einzuleiten.
Passende Schüßler-Salze in dieser Phase sind:

- Nr. 3 (Ferrum phosphoricum) D12: Dieses Salz wirkt entzündungshemmend und kann bei akuten Entzündungen mit Rötungen und Schmerzen angewendet werden.
- Nr. 4 (Kalium chloratum) D6: Kalium chloratum kann bei Entzündungen der Schleimhäute und bei Gelenkentzündungen hilfreich sein.

Die subakute Entzündungsphase

In der subakuten Entzündungsphase beginnt der Körper, die Ursache der Entzündung zu bekämpfen und abzubauen. Die Symptome werden weniger stark, aber die Entzündung ist noch nicht vollständig abgeklungen.
Passende Schüßler-Salze in dieser Phase sind:

- Nr. 6 (Kalium sulfuricum) D6: Dieses Salz unterstützt den Abbau von entzündlichen Prozessen und fördert die Bildung neuer, gesunder Zellen.
- Nr. 8 (Natrium chloratum) D6: Natrium chloratum kann bei Schwellungen und Wassereinlagerungen im entzündeten Gewebe eingesetzt werden, um diese zu reduzieren und den Heilungsprozess zu unterstützen.

Die chronische Entzündungsphase

Wenn eine Entzündung länger andauert und nicht erfolgreich bekämpft werden kann, spricht man von einer chronischen Entzündung. In dieser Phase sind die Symptome oft weniger ausgeprägt, können aber dennoch zu einer Beeinträchtigung des Allgemeinbefindens führen.
Passende Schüßler-Salze in dieser Phase sind:

- Nr. 9 (Natrium phosphoricum) D6: Natrium phosphoricum hilft bei der Regulation des Säure-Basen-Haushalts und kann bei chronischen Entzündungen eingesetzt werden.
- Nr. 11 (Silicea) D12: Silicea unterstützt die körpereigene Abwehr und kann bei chronischen Entzündungen, die mit Eiterbildung einhergehen, hilfreich sein.

Die Heilungsphase

In der Heilungsphase klingt die Entzündung langsam ab und der Körper beginnt, geschädigtes Gewebe zu reparieren und zu regenerieren. Diese Phase ist entscheidend, um eine vollständige Genesung zu erreichen und Folgeschäden zu vermeiden.
Passende Schüßler-Salze in dieser Phase sind:

- Nr. 2 (Calcium phosphoricum) D6: Calcium phosphoricum unterstützt den Aufbau von Knochen- und Bindegewebe und kann bei der Regeneration von geschädigtem Gewebe helfen.
- Nr. 5 (Kalium phosphoricum) D6: Kalium phosphoricum fördert die Nervenfunktion und die Energieversorgung der Zellen und kann zur Stärkung des Immunsystems beitragen.
- Nr. 7 (Magnesium phosphoricum) D6: Magnesium phosphoricum wirkt entspannend auf Muskeln und Nerven und kann bei Schmerzen und Krämpfen während des Heilungsprozesses Linderung verschaffen.

Es ist wichtig, die Schüßler-Salze in der richtigen Reihenfolge und in den empfohlenen Potenzen einzunehmen, um die verschiedenen Phasen der Entzündung optimal zu unterstützen. Bei Bedarf können auch weitere Schüßler-Salze oder Ergänzungssalze eingesetzt werden, um die Behandlung noch besser auf die individuellen Bedürfnisse abzustimmen.

Die Therapie mit Schüßler-Salzen ist nicht nur auf Entzündungen beschränkt. Die Mineralstoffe können auch bei anderen Beschwerden und Erkrankungen eingesetzt werden. Es ist jedoch wichtig, immer mit einem erfahrenen Therapeuten oder Arzt zu sprechen, bevor man mit der Einnahme von Schüßler-Salzen beginnt. Nur so kann eine individuell angepasste Therapie entwickelt und mögliche Risiken oder Nebenwirkungen können vermieden werden.

Das Entzündungsschema ist ein hilfreicher Ansatz, um Schüßler-Salze gezielt bei der Behandlung von Entzündungen einzusetzen. Die verschiedenen Phasen des Entzündungsprozesses werden dabei berücksichtigt und durch die Anwendung der passenden Schüßler-Salze unterstützt. So kann die Entzündung effektiv behandelt und die Heilung gefördert werden.

Schüßler-Salze zur Linderung von Entzündungssymptomen

Neben dem Entzündungsschema, das darauf abzielt, den Entzündungsprozess als Ganzes zu unterstützen und zu behandeln, können Schüßler-Salze auch gezielt zur Linderung von Entzündungssymptomen eingesetzt werden. In vielen Fällen geht eine Entzündung mit Schmerzen, Schwellungen, Rötungen und/oder Wärme einher. Durch die gezielte Anwendung von Schüßler-Salzen können diese Symptome gelindert werden und der Patient kann sich schneller erholen.

Schmerzlinderung

Bei Schmerzen im Zusammenhang mit Entzündungen kann das Schüßler-Salz Nr. 7 (Magnesium phosphoricum) in der Potenz D6 eingesetzt werden. Magnesium phosphoricum wirkt entspannend auf die Muskulatur und kann somit krampfartige Schmerzen lindern. Es kann sowohl innerlich als auch äußerlich in Form von heißen Kompressen angewendet werden.

Schwellungen und Rötungen reduzieren

Schüßler-Salz Nr. 3 (Ferrum phosphoricum) in der Potenz D12 kann zur Reduzierung von Schwellungen und Rötungen beitragen. Es wirkt entzündungshemmend und unterstützt die Durchblutung der betroffenen Bereiche. Durch die verbesserte Durchblutung können entzündliche Prozesse schneller abklingen und die Symptome können gemildert werden.

Kühlende Wirkung bei Überwärmung

Bei Entzündungen, die mit Überwärmung einhergehen, kann das Schüßler-Salz Nr. 11 (Silicea) in der Potenz D12 helfen. Silicea wirkt kühlend und kann somit die Wärmeentwicklung in entzündeten Bereichen reduzieren. Zudem unterstützt es die Abwehrkräfte des Körpers und fördert die Heilung von Haut und Schleimhäuten.

Stärkung des Immunsystems

Um das Immunsystem bei der Bekämpfung von Entzündungen zu unterstützen, kann Schüßler-Salz Nr. 5 (Kalium phosphoricum) in der Potenz D6 und Schüßler-Salz Nr. 3 (Ferrum phosphoricum) in der Potenz D12 eingesetzt werden. Kalium phosphoricum stärkt die Nervenfunktion und die allgemeine Abwehrkraft des Körpers. Es hilft, Erschöpfungszustände zu überwinden und die Regeneration zu fördern.

Ferrum phosphoricum wird häufig in den frühen Stadien von Entzündungen eingesetzt, um den Heilungsprozess zu fördern und so das Immunsystem zu unterstützen.

Förderung der Wundheilung

Um die Wundheilung bei Entzündungen zu beschleunigen, kann das Schüßler-Salz Nr. 1 (Calcium fluoratum) in der Potenz D12 verwendet werden. Calcium fluoratum unterstützt die Festigkeit von Haut, Bindegewebe und Schleimhäuten und fördert somit die Heilung von Wunden und die Regeneration von entzündeten Bereichen.

Entgiftung und Ausscheidung

Schüßler-Salz Nr. 6 (Kalium sulfuricum) in der Potenz D6 kann bei Entzündungen dazu beitragen, Schlackenstoffe abzutransportieren und die Entgiftung des Körpers zu unterstützen. Durch die Aktivierung des Stoffwechsels und die Anregung der Ausscheidungsorgane wie Leber, Nieren und Haut können Entzündungen schneller abklingen.

Unterstützung des Lymphsystems

Schüßler-Salz Nr. 15 (Kalium jodatum) aus der Gruppe der Ergänzungssalze in der Potenz D12 kann zur Unterstützung des Lymphsystems bei Entzündungen beitragen. Kalium jodatum wirkt regulierend auf das Lymphsystem und hilft, Stauungen und Schwellungen abzubauen. Dadurch können Entzündungsprozesse besser bewältigt und die Heilung beschleunigt werden.

Regulierung des Säure-Basen-Haushalts

Der Säure-Basen-Haushalt im Körper spielt eine wichtige Rolle bei der Entstehung und Behandlung von Entzündungen. Schüßler-Salz Nr. 9 (Natrium phosphoricum) in der Potenz D6 kann dazu beitragen, den Säure-Basen-Haushalt im Körper auszugleichen und die Entzündungsneigung zu reduzieren.

Nerven- und Stressregulation

Stress und nervliche Anspannung können Entzündungsprozesse im Körper verstärken. Schüßler-Salz Nr. 5 (Kalium phosphoricum) in der Potenz D6 wirkt beruhigend auf das Nervensystem und kann dazu beitragen, stressbedingte Entzündungen zu lindern.

Es ist wichtig, zu beachten, dass die Anwendung von Schüßler-Salzen zur Linderung von Entzündungssymptomen individuell auf den Patienten und die jeweilige Situation abgestimmt werden sollte. In einigen Fällen kann es erforderlich sein, mehrere Schüßler-Salze in Kombination zu verwenden, um die bestmögliche Linderung zu erreichen. Bei anhaltenden oder schweren Entzündungen sollte jedoch immer ein Arzt oder Therapeut zu Rate gezogen werden, um eine angemessene Diagnose und Behandlung über die Schüßler-Salze hinaus sicherzustellen. Schüßler-Salze können dabei eine sinnvolle Ergänzung zur schulmedizinischen Therapie darstellen und dazu beitragen, den Heilungsprozess zu beschleunigen und das allgemeine Wohlbefinden zu verbessern.

Wie man Schüßler-Salze zur Behandlung von Entzündungen verwendet

Ermittlung der passenden Schüßler-Salze

Bevor Sie mit der Behandlung von Entzündungen mit Schüßler-Salzen beginnen, sollten Sie die passenden Salze für die jeweilige Entzündungsphase ermitteln. Hierbei kann das Entzündungsschema als Leitfaden dienen. Berücksichtigen Sie jedoch immer Ihre individuellen Bedürfnisse und den genauen Verlauf der Entzündung. Bei Unsicherheiten sollten Sie immer einen Fachmann befragen.

Auswahl der richtigen Potenz

Die Potenz der Schüßler-Salze spielt eine wichtige Rolle bei der Behandlung von Entzündungen. In der Regel werden bei Entzündungen die Potenzen D6 oder D12 verwendet. D6 eignet sich eher für akute Entzündungen, während D12 bei chronischen Entzündungen Anwendung findet. Die genaue Potenz hängt jedoch von Ihrer individuellen Situation ab.

Einnahme der Schüßler-Salze

Schüßler-Salze werden in der Regel als Tabletten eingenommen. Die Tabletten sollten langsam im Mund zergehen, damit die Wirkstoffe über die Mundschleimhaut aufgenommen werden können. Die empfohlene Dosierung hängt von der jeweiligen Situation ab, aber eine allgemeine Empfehlung ist, etwa 1-3 Tabletten mehrmals täglich einzunehmen. Bei akuten Entzündungen kann die Einnahme alle 15 Minuten erfolgen, bis eine Besserung eintritt.

Dauer der Anwendung

Die Dauer der Anwendung von Schüßler-Salzen bei Entzündungen hängt vom individuellen Verlauf und der Schwere der Entzündung ab. In akuten Fällen kann die Behandlung nach einigen Tagen bis zu einer Woche abgeschlossen sein, während bei chronischen Entzündungen eine längere Anwendung von mehreren Wochen notwendig sein kann. Wichtig ist, die Anwendung nicht abrupt zu beenden, sondern die Dosierung langsam zu reduzieren, sobald eine Besserung eintritt.

Kombination mit anderen Therapieansätzen

Schüßler-Salze können bei Entzündungen sowohl allein als auch in Kombination mit anderen Therapieansätzen, wie beispielsweise Homöopathie, Phytotherapie oder konventioneller Medizin, angewendet werden. In vielen Fällen kann die Kombination verschiedener Therapien zu einer schnelleren Genesung und einer Verbesserung des allgemeinen Wohlbefindens führen.

Beobachtung der Reaktion des Körpers

Während der Behandlung von Entzündungen mit Schüßler-Salzen sollten Sie den Verlauf der Entzündung und die Reaktion des Körpers auf die Salze genau beobachten. Sollten sich die Symptome verschlimmern oder sollte sich keine Besserung einstellen, kann dies ein Zeichen dafür sein, dass die gewählten Salze oder die Potenz nicht optimal sind.

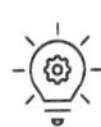

Tipp für die Beobachtung Ihrer Körperreaktionen:

- Bevor Sie mit der Behandlung beginnen, notieren Sie den aktuellen Zustand der Entzündung, die betroffenen Bereiche und die Symptome, die Sie empfinden.
- Während der Behandlung mit Schüßler-Salzen beobachten Sie regelmäßig die betroffenen Bereiche und achten auf Veränderungen der Entzündung und Symptome. Führen Sie auch hier ein Tagebuch, um den Fortschritt festzuhalten.
- Achten Sie darauf, ob sich die Symptome verbessern, verschlimmern oder unverändert bleiben. Dies kann Ihnen Hinweise darauf geben, ob die gewählten Salze und die Potenz effektiv sind.
- Wenn keine Besserung eintritt oder sich die Symptome verschlimmern, konsultieren Sie einen Fachmann, um die Behandlung anzupassen. Dies kann eine Änderung der gewählten Salze, der Potenz oder eine Kombination mit anderen Therapieansätzen beinhalten.

Anpassung der Behandlung bei Bedarf

Sollte die gewählte Behandlung mit Schüßler-Salzen keine Besserung der Entzündungssymptome zeigen oder diese sogar verschlimmern, ist es wichtig, die Behandlung anzupassen. In solchen Fällen kann es ratsam sein, die Potenz oder das Schüßler-Salz zu ändern oder eine zusätzliche Therapie in Erwägung zu ziehen. Zögern Sie nicht, einen Fachmann um Rat zu fragen, um die bestmögliche Behandlung für den individuellen Fall zu finden.

Begleitende Maßnahmen zur Unterstützung der Heilung

Neben der Anwendung von Schüßler-Salzen zur Behandlung von Entzündungen können auch begleitende Maßnahmen den Heilungsprozess unterstützen. Dazu gehören beispielsweise eine gesunde, ausgewogene Ernährung sowie ausreichend Bewegung und Entspannungstechniken wie Meditation oder Yoga. Diese Maßnahmen können dazu beitragen, das Immunsystem zu stärken und den Körper bei der Heilung zu unterstützen.

Praxistipp: Progressive Muskelentspannung

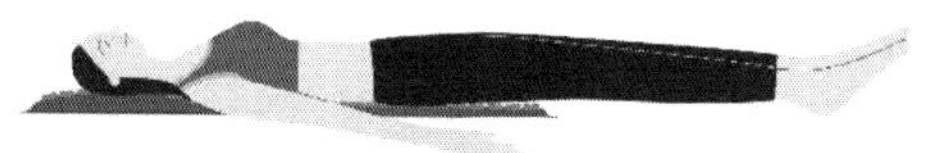

- Wählen Sie einen ruhigen Raum und sorgen Sie für eine bequeme Unterlage. Schalten Sie störende Geräusche und Ablenkungen aus und dimmen Sie das Licht.
- Setzen oder legen Sie sich bequem hin, schließen Sie Ihre Augen und atmen Sie langsam und tief ein und aus. Wiederholen Sie dies mehrmals, um Ihren Körper zu entspannen.
- **Progressive Muskelentspannung**: Arbeiten Sie sich von Kopf bis Fuß durch alle Muskelgruppen. Spannen Sie jede Muskelgruppe für einige Sekunden an und lassen Sie sie dann vollständig entspannen.
- Stellen Sie sich nun einen friedlichen Ort oder eine Situation vor, in der Sie sich vollkommen entspannt und glücklich fühlen. Lassen Sie sich von den positiven Empfindungen durchdringen, bevor Sie langsam Ihre Umgebung wieder wahrnehmen und sich erfrischt fühlen.

Prävention von Entzündungen

Um Entzündungen vorzubeugen, ist es wichtig, auf die Gesundheit des gesamten Körpers zu achten. Eine ausgewogene Ernährung, regelmäßige Bewegung und ein gesunder Lebensstil können dazu beitragen, das Immunsystem zu stärken und Entzündungen abzuwehren. Bei bekannten Neigungen zu Entzündungen können Schüßler-Salze auch präventiv eingesetzt werden, um das Gleichgewicht der Mineralstoffe im Körper aufrechtzuerhalten und die Selbstheilungskräfte zu unterstützen.

Tipp – Diese Schüßler-Salze können Sie präventiv einsetzen:

• Nr. 3: **Ferrum phosphoricum** – zur Stärkung des Immunsystems und zur Unterstützung des Sauerstofftransports im Körper.

• Nr. 4: **Kalium chloratum** – zur Regulierung des Flüssigkeitshaushalts und zur Unterstützung der Schleimhäute.

• Nr. 8: **Natrium chloratum** – zur Förderung des Elektrolythaushalts und zur Unterstützung der Zellfunktionen.

• Nr. 11: **Silicea** – zur Stärkung von Bindegewebe, Haut, Haaren und Nägeln und zur Förderung der Kollagenbildung.

Fazit:

Die Behandlung von Entzündungen mit Schüßler-Salzen kann eine wirksame und nebenwirkungsarme Therapieoption sein. Durch die gezielte Anwendung der passenden Salze und Potenzen kann der Heilungsprozess unterstützt und die Symptome können gelindert werden. Auch in Kombination mit anderen Therapieformen haben sie sich in der Praxis als wirkungsvolle Mittel zur Verbesserung des Gesundheitszustands sowie zur Genesung erwiesen.

Praktische Anwendungstipps und Kombinationen bei Entzündungen

• Einnahmezeitpunkt: Um die bestmögliche Wirkung der Schüßler-Salze zu erzielen, sollten die Tabletten 30 Minuten vor oder nach dem Essen eingenommen werden. Durch den zeitlichen Abstand zur Nahrungsaufnahme wird die Resorption der Mineralstoffe im Körper erleichtert.

• Tabletten zergehen lassen: Die Schüßler-Salz-Tabletten sollten langsam im Mund zergehen gelassen oder in Wasser aufgelöst werden, um eine bessere Aufnahme der Wirkstoffe zu gewährleisten. Die Aufnahme der Mineralstoffe erfolgt über die Mundschleimhaut, sodass sie schnell ins Blut gelangen und ihre Wirkung entfalten können.

• Häufigkeit der Einnahme: Bei akuten Entzündungen kann die Einnahme der Schüßler-Salze in kurzen Abständen von 30 Minuten bis 2 Stunden erfolgen, um eine schnelle Linderung der Symptome zu erreichen. Bei chronischen Entzündungen sollte die Einnahme auf mehrmals täglich reduziert werden.

• Individuelle Anpassung: Die Auswahl der passenden Schüßler-Salze und deren Dosierung sollten stets auf den individuellen Bedarf und die jeweilige Entzündungsphase abgestimmt werden.

Kombinationen mit anderen Therapieansätzen:

- Ergänzende Naturheilverfahren: Die Schüßler-Salz-Therapie lässt sich effektiv mit anderen naturheilkundlichen Verfahren kombinieren, wie zum Beispiel der Phytotherapie (pflanzliche Heilmittel), Aromatherapie (ätherische Öle) oder der Akupunktur. Durch die Kombination dieser Verfahren kann die Wirkung der Schüßler-Salze unterstützt und verstärkt werden.
- Schulmedizinische Therapie: Schüßler-Salze können auch begleitend zu schulmedizinischen Therapieansätzen angewendet werden. Sie können zum Beispiel die Nebenwirkungen von Medikamenten lindern, die Heilung nach Operationen fördern oder die Wirksamkeit von schulmedizinischen Therapien ergänzen.
- Lebensstiländerungen: Eine gesunde Ernährung, ausreichend Bewegung und Stressreduktion können dazu beitragen, Entzündungen im Körper zu reduzieren und die Wirksamkeit der Schüßler-Salze zu erhöhen. Auch das Vermeiden von schädlichen Umwelteinflüssen, wie zum Beispiel Rauchen oder übermäßiger Alkoholkonsum, kann die Heilung unterstützen und Entzündungsprozessen entgegenwirken.
- Äußerliche Anwendung: Neben der Einnahme der Schüßler-Salze in Tablettenform können sie auch äußerlich angewendet werden, um Entzündungen direkt an der betroffenen Stelle zu behandeln. Hierfür können die Salze als Salbe, Creme oder in Form von Umschlägen und Kompressen verwendet werden. Die äußerliche Anwendung kann die Wirkung der innerlichen Therapie verstärken und eine schnellere Linderung der Entzündungssymptome bewirken. Eine ausführliche Anleitung hierfür finden Sie im Kapitel „Äußerliche Anwendung von Schüssler-Salzen – Salben, Kompressen und Wickel".

Äußerliche Anwendung von Schüssler-Salzen – Salben, Kompressen und Wickel

Die äußerliche Anwendung von Schüßler-Salzen hat in den letzten Jahren immer mehr an Bedeutung gewonnen, da sie eine wichtige Rolle in der ganzheitlichen Behandlung von verschiedenen Beschwerden und Erkrankungen spielt. Zahlreiche Erfahrungsberichte von Therapeuten und Patienten sowie einige wissenschaftliche Studien untermauern die Effektivität der äußerlichen Anwendung von Schüßler-Salzen in Kombination mit der innerlichen Anwendung.

Ein wesentlicher Vorteil der äußerlichen Anwendung von Schüßler-Salzen besteht darin, dass sie eine gezielte Behandlung ermöglicht und somit die Selbstheilungskräfte des Körpers effektiver unterstützt. Durch die Kombination von innerlicher und äußerlicher Anwendung können Therapieerfolge optimiert werden. Die synergistische Wirkung beider Anwendungsformen führt dazu, dass die Beschwerden und Erkrankungen ganzheitlich und umfassend behandelt werden können. In einer Studie für die Wirksamkeit der äußerlichen Anwendung von Schüßler-Salzen aus dem Jahr 2011, die im „Journal of Alternative and Complementary Medicine" veröffentlicht wurde, wurde die Wirkung von Schüßler-Salzen auf die Hautbarrierefunktion untersucht. Die Ergebnisse zeigten, dass die äußerliche Anwendung von Schüßler-Salzen die Hautbarriere verbesserte und somit die Abwehrfunktion der Haut gegenüber Umwelteinflüssen und Krankheitserregern stärkte.

Ein weiteres Beispiel ist eine Studie aus dem Jahr 2015, die im „Journal of Evidence-Based Complementary and Alternative Medicine" veröffentlicht wurde. Hier wurden die Effekte von Schüßler-Salzen bei der Behandlung von atopischer Dermatitis, einer chronisch-entzündlichen Hauterkrankung, untersucht. Die Studie ergab, dass die Kombination von innerlicher und äußerlicher Anwendung von Schüßler-Salzen zu einer signifikanten Verbesserung der Symptome führte, insbesondere bei Juckreiz, Rötungen und Hauttrockenheit.

Diese und weitere Forschungsergebnisse sowie die positiven Erfahrungsberichte von Therapeuten und Patienten sprechen für die Wirksamkeit der äußerlichen Anwendung von Schüßler-Salzen in Kombination mit der innerlichen Anwendung. Die ganzheitliche Behandlung von Beschwerden und Erkrankungen ermöglicht es, die Therapieerfolge zu optimieren und die Selbstheilungskräfte des Körpers effektiver zu unterstützen.

Vorteile der äußerlichen Anwendung

Die äußerliche Anwendung von Schüßler-Salzen bringt einige Vorteile mit sich, die dazu beitragen, dass sie in der Naturheilkunde eine wichtige Rolle einnimmt:

Lokale Wirkung:

Die äußerliche Anwendung ermöglicht eine gezielte Behandlung von Beschwerden, die sich direkt an der Hautoberfläche oder in den oberen Hautschichten manifestieren. So können Schüßler-Salze direkt auf die betroffene Stelle einwirken und ihre Wirkung entfalten, ohne den gesamten Organismus zu beeinflussen.

Schnelle Wirkung:

Da die äußerliche Anwendung der Salze direkt auf der Haut erfolgt, können sie rasch von der Haut aufgenommen werden und in den betroffenen Zellen wirken. Dies führt oft zu einer schnelleren Linderung von Symptomen und Beschwerden im Vergleich zur alleinigen innerlichen Anwendung.

Geringere Belastung des Organismus:

Die äußerliche Anwendung von Schüßler-Salzen reduziert die Belastung für den Organismus, da sie nicht über das Verdauungssystem aufgenommen werden müssen. Dies kann insbesondere für Menschen mit empfindlichem Magen-Darm-Trakt oder Stoffwechselproblemen von Vorteil sein.

Individuelle Dosierung:

Die äußerliche Anwendung von Schüßler-Salzen ermöglicht es, die Dosierung individuell an die Bedürfnisse des Patienten anzupassen. So können sowohl die Konzentration der Salze als auch die Häufigkeit der Anwendung je nach Schwere der Beschwerden und der Reaktion des Körpers variiert werden.

Kombination mit anderen Therapieansätzen:

Die äußerliche Anwendung von Schüßler-Salzen kann problemlos mit anderen naturheilkundlichen oder schulmedizinischen Therapieansätzen kombiniert werden. Dadurch ergeben sich vielfältige Möglichkeiten zur ganzheitlichen Behandlung von Beschwerden und Erkrankungen.

Auf diese Weise trägt die äußerliche Anwendung von Schüßler-Salzen dazu bei, die therapeutische Bandbreite der biochemischen Heilmethode zu erweitern und eine individuell angepasste, effektive Behandlung von verschiedenen Beschwerden und Erkrankungen zu ermöglichen.

Indikationen für die äußerliche Anwendung von Schüßler-Salzen

Indikation bezeichnet in der Medizin die begründete Anwendung einer bestimmten diagnostischen oder therapeutischen Maßnahme bei einer spezifischen Erkrankung, einem Beschwerdebild oder einer bestimmten gesundheitlichen Situation. Eine Indikation stellt somit den medizinischen Grund dar, warum eine bestimmte Behandlung oder Untersuchung empfohlen oder durchgeführt wird, um eine Heilung, Linderung oder Vorbeugung einer Erkrankung zu erreichen.

Die äußerliche Anwendung von Schüßler-Salzen ist bei einer Vielzahl von Beschwerden und Erkrankungen sinnvoll und kann zur Unterstützung der innerlichen Anwendung oder als eigenständige Therapie eingesetzt werden. Im Folgenden werden einige der häufigsten Indikationen für die äußerliche Anwendung von Schüßler-Salzen erläutert.

Hauterkrankungen und -beschwerden

Schüßler-Salze können bei verschiedenen Hauterkrankungen wie Akne, Neurodermitis, Schuppenflechte (Psoriasis) oder Ekzemen angewendet werden. Die Salze können dabei helfen, Entzündungen zu lindern, Juckreiz zu reduzieren, die Haut zu beruhigen und die natürliche Regeneration der Haut zu unterstützen.

Muskel- und Gelenkbeschwerden

Äußerliche Anwendungen von Schüßler-Salzen sind auch bei muskulären Beschwerden wie Verspannungen oder Muskelkrämpfen und bei Gelenkbeschwerden wie Arthritis oder Arthrose hilfreich. Die Salze können zur Schmerzlinderung, Entzündungshemmung und Verbesserung der Durchblutung beitragen.

Verletzungen und Wundheilung

Schüßler-Salze können zur Unterstützung der Wundheilung und bei Verletzungen wie Prellungen, Verstauchungen oder Zerrungen eingesetzt werden. Die Salze tragen zur Schmerzlinderung, Abschwellung und Regeneration des Gewebes bei.

Venöse Beschwerden

Schüßler-Salze können auch bei venösen Beschwerden wie Krampfadern, Besenreisern oder schweren Beinen eingesetzt werden. Sie fördern die Durchblutung, stärken die Gefäßwände und können Schwellungen reduzieren.

Atemwegserkrankungen

Die äußerliche Anwendung von Schüßler-Salzen kann auch bei Atemwegserkrankungen wie Erkältungen, Bronchitis oder Asthma unterstützend wirken. Die Salze können dazu beitragen, die Schleimproduktion zu regulieren, Entzündungen zu lindern und die Atmung zu erleichtern.

Schlafstörungen und Nervosität

Schüßler-Salze können auch äußerlich angewendet werden, um bei Schlafstörungen und Nervosität zu entspannen und das Nervensystem zu beruhigen.

Insektenstiche und -bisse

Schüßler-Salze können zur Linderung von Juckreiz, Schwellungen und Rötungen nach Insektenstichen und -bissen aufgetragen werden.

Prellungen und Verstauchungen

Bei Prellungen, Verstauchungen oder Blutergüssen können Schüßler-Salze in Form von Salben, Kompressen oder Wickeln angewendet werden, um Schmerzen und Schwellungen zu reduzieren und den Heilungsprozess zu unterstützen.

Narbenpflege

Schüßler-Salben können zur Pflege von Narben verwendet werden, um deren Erscheinungsbild zu verbessern und die Hautelastizität zu fördern.

Sonnenbrand

Schüßler-Salze können äußerlich angewendet werden, um die Haut nach einem Sonnenbrand zu beruhigen, Rötungen zu reduzieren und den Heilungsprozess zu unterstützen.

An dieser Stelle möchten wir Sie daran erinnern, dass Sie die Möglichkeit haben, Schüßler-Salben und -Gels selbst herzustellen, um Ihren individuellen Bedürfnissen gerecht zu werden. Es ist wichtig, das passende Schüßler-Salz für Ihre Beschwerden auszuwählen, damit Sie eine wirkungsvolle Salbe oder ein Gel anfertigen können. Die Anwendungsgebiete der verschiedenen Schüßler-Salze werden im entsprechenden Kapitel detailliert beschrieben, um Ihnen die Auswahl zu erleichtern. Nachdem Sie das für Ihre Beschwerden geeignete Schüßler-Salz identifiziert haben, können Sie es mit dem im nächsten Abschnitt bereitgestellten Rezept und haushaltsüblichen Zutaten in eine Salbe oder ein Gel verwandeln. So können Sie Ihre individuelle Schüßler-Therapie ganz einfach selbst gestalten und an Ihre persönlichen Bedürfnisse anpassen.

Schüßler-Salben: Wirkungsweise und Anwendungsgebiete

Schüßler-Salben stellen eine besondere Form der Schüßler-Salze dar, die eigens für die äußerliche Anwendung entwickelt wurden. Sie enthalten die identischen Mineralstoffverbindungen wie die Tabletten, jedoch in einer speziellen Salbengrundlage, die vorwiegend aus natürlichen Bestandteilen wie pflanzlichen Ölen, Fetten und Wachsen zusammengesetzt ist. Diese Salbengrundlage sorgt für eine optimale Haftung auf der Haut und stellt sicher, dass die Mineralstoffe kontinuierlich und gleichmäßig über einen längeren Zeitraum freigesetzt werden.

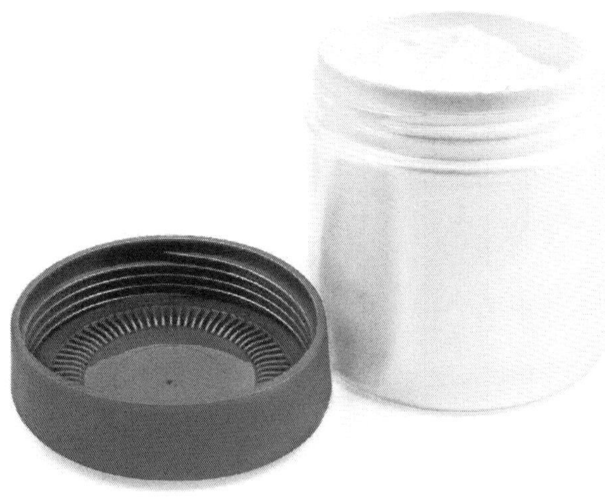

Die Wirkungsweise von Schüßler-Salben gründet sich auf dem biochemischen Prinzip nach Dr. Schüßler, welches darauf abzielt, Ungleichgewichte im Mineralstoffhaushalt des Körpers auszugleichen und somit die körpereigenen Selbstheilungskräfte zu fördern. Die in den Schüßler-Salben enthaltenen Mineralstoffe werden von der Haut absorbiert und dringen bis in die tieferen Hautschichten vor. Von dort aus gelangen sie über die Blutgefäße in den Blutkreislauf und können auf diese Weise ihre heilende Wirkung im gesamten Körper entfalten.

Durch die äußerliche Anwendung der Schüßler-Salben können gezielt bestimmte Haut- und Gewebebereiche behandelt werden, wodurch die Mineralstoffe direkt an den betroffenen Stellen wirken können. Dies kann dazu beitragen, lokale Beschwerden effektiver zu lindern und den Heilungsprozess zu beschleunigen. Die Kombination von innerlicher und äußerlicher Anwendung der Schüßler-Salze ermöglicht einen umfassenden Therapieansatz, der das körpereigene Gleichgewicht wiederherstellt und das allgemeine Wohlbefinden fördert.

Dass die Anwendungsgebiete von Schüßler-Salben vielfältig sind und eine breite Palette von Beschwerden und Erkrankungen abdecken, haben Sie bereits im vorangegangenen Kapitel gelernt.

Auswahl der passenden Schüßler-Salben: Schritt-für-Schritt-Anleitung

Um die richtige Schüßler-Salbe für Ihre individuellen Beschwerden und Bedürfnisse auszuwählen, sollten Sie die folgenden Schritte befolgen:

Analyse der Symptome

Zunächst ist es wichtig, die Symptome genau zu beobachten und auf mögliche Muster oder Zusammenhänge zu achten. Notieren Sie, welche Beschwerden Sie haben, wann sie auftreten und welche Faktoren sie möglicherweise verschlimmern oder lindern. Die Analyse Ihrer Symptome hilft Ihnen, die zugrundeliegenden Ursachen besser zu verstehen und gezielt mit Schüßler-Salben entgegenzuwirken.

Recherche

Informieren Sie sich über die verschiedenen Schüßler-Salben und ihre Wirkungsweisen. Jedes Schüßler-Salz hat spezifische Eigenschaften und Anwendungsgebiete. Die Informationen in diesem Ratgeber werden Ihnen hier gute Dienste leisten.

Konsultation eines Fachmanns (bei Unsicherheit über die Anwendung)

Wenn Sie unsicher sind, welche Schüßler-Salben für Ihre Beschwerden am besten geeignet sind, sollten Sie einen erfahrenen Therapeuten, Heilpraktiker oder Apotheker um Rat fragen. Diese Fachleute können Ihnen auf Basis ihrer Erfahrungen und Ihres individuellen Beschwerdebildes gezielte Empfehlungen geben. So stellen Sie sicher, dass Sie die passenden Salben auswählen und Ihre Therapie zielführend ist.

Ausprobieren und Beobachten

Wählen Sie anhand Ihrer Recherche und der Beratung durch den Fachmann eine oder mehrere Schüßler-Salben aus (oder stellen Sie selbst eine her), die Ihren Symptomen und Bedürfnissen entsprechen. Wenden Sie die Salben gemäß den Anwendungsempfehlungen an und beobachten Sie die Veränderungen Ihrer Beschwerden. Es kann sinnvoll sein, ein Tagebuch zu führen, um die Fortschritte zu dokumentieren und gegebenenfalls Anpassungen in der Salbenwahl oder Anwendung vorzunehmen.

Anpassung der Salbenwahl

Je nachdem, wie Ihre Beschwerden auf die ausgewählten Schüßler-Salben ansprechen, kann es notwendig sein, die Wahl der Salben oder die Anwendungsmethode anzupassen. Bedenken Sie, dass die optimale Wirkung von Schüßler-Salben manchmal erst nach einer gewissen Anwendungszeit eintritt. Haben Sie daher Geduld und passen Sie Ihre Therapie gegebenenfalls schrittweise an.

Kombination von Salben

In vielen Fällen kann es sinnvoll sein, mehrere Schüßler-Salben miteinander zu kombinieren, um die therapeutische Wirkung zu verstärken oder verschiedene Beschwerden gleichzeitig zu behandeln. Achten Sie bei der Kombination von Salben darauf, dass sie sich gegenseitig ergänzen und nicht in Konkurrenz zueinander stehen.

Integration in den Alltag

Um die bestmöglichen Ergebnisse zu erzielen, ist es wichtig, die Anwendung der Schüßler-Salben konsequent in Ihren Alltag zu integrieren. Achten Sie darauf, die Salben regelmäßig und gemäß den Empfehlungen anzuwenden. Finden Sie Routinen und Zeiten, die am besten zu Ihrem Lebensstil passen, um die Anwendung der Schüßler-Salben so einfach und stressfrei wie möglich zu gestalten.

Evaluierung der Ergebnisse

Nach einer gewissen Anwendungszeit sollten Sie die Wirkung der Schüßler-Salben auf Ihre Beschwerden evaluieren. Überprüfen Sie, ob Ihre Symptome sich gebessert haben und ob die gewählten Salben die gewünschten Effekte erzielen. Falls notwendig, passen Sie Ihre Salbenwahl oder Anwendungsmethode entsprechend an. Denken Sie daran, dass der Heilungsprozess Zeit benötigt und es wichtig ist, auf Ihren Körper zu hören und geduldig zu bleiben.

Indem Sie die oben genannten Schritte sorgfältig befolgen, können Sie sicherstellen, dass Sie die am besten geeigneten Schüßler-Salben für Ihre spezifischen Beschwerden und Bedürfnisse auswählen. Eine zielgerichtete Anwendung der ausgewählten Salben ermöglicht es Ihnen, die volle Wirkung dieser natürlichen Heilmethode zu nutzen.

Ein wesentlicher Faktor für den Therapieerfolg ist die sorgfältige Auswahl und Anwendung der Salben, die auf Ihren individuellen Zustand und die jeweiligen Symptome abgestimmt sind. Wenn die richtigen Schüßler-Salben gewählt und angewendet werden, können sie dazu beitragen, die Selbstheilungskräfte des Körpers zu aktivieren, und so den Genesungsprozess effektiv unterstützen.

Außerdem ist es wichtig, dass Sie Ihren Körper während der Behandlung genau beobachten. Dadurch können Sie bei Bedarf Anpassungen vornehmen und sicherstellen, dass die gewählten Schüßler-Salben weiterhin die gewünschten Ergebnisse erzielen. Durch diese Anpassung der Behandlung wird die Wirksamkeit der Schüßler-Salben maximiert und Ihrem Körper wird die bestmögliche Unterstützung auf dem Weg zur Genesung geboten.

So stellen Sie Ihre eigene Schüßler-Salbe her

Materialien und Zutaten:

- Schüßler-Salz-Tabletten (in der gewünschten Potenz und der benötigten Nummer)
- Kokosöl (kaltgepresst und unraffiniert)
- Ein sauberes, trockenes Glas oder eine Kunststoffdose mit Deckel zur Aufbewahrung
- Ein sauberer Löffel oder Spatel zum Mischen
- Eine Waage oder ein Messlöffel zum Abmessen der Zutaten

Für die Zubereitung:

- **Schritt 1: Schüßler-Salz-Tabletten zerkleinern**

Zerstoßen Sie die benötigte Menge an Schüssler-Salz-Tabletten zu einem feinen Pulver, indem Sie sie in einem Mörser zermahlen oder zwischen zwei Löffeln zerdrücken. Die Menge der Tabletten hängt von der gewünschten Konzentration der Salbe ab. Eine gängige Regel ist, etwa 10 Tabletten pro 50 ml Kokosöl zu verwenden.

- **Schritt 2: Kokosöl abmessen**

Messen Sie die gewünschte Menge an Kokosöl ab. Achten Sie darauf, dass Sie ein kaltgepresstes und unraffiniertes Produkt verwenden, um die besten Ergebnisse zu erzielen. Eine übliche Menge für eine kleine Charge ist etwa 50 ml.

- **Schritt 3: Kokosöl erwärmen**

Kokosöl ist bei Raumtemperatur fest. Um es zu verflüssigen, erwärmen Sie es vorsichtig in einem Wasserbad, bis es geschmolzen ist. Achten Sie darauf, dass das Öl nicht zu heiß wird, um die Qualität der Schüßler-Salze nicht zu beeinträchtigen.

- **Schritt 4: Schüßler-Salze und Kokosöl mischen**

Geben Sie das zerkleinerte Schüßler-Salz-Pulver zum geschmolzenen Kokosöl und mischen Sie es gründlich mit einem sauberen Löffel oder Spatel. Achten Sie darauf, dass das Pulver gleichmäßig verteilt ist und keine Klumpen vorhanden sind.

- **Schritt 5: Salbe in Behälter abfüllen und erstarren lassen**

Füllen Sie die Schüßler-Salbe in das saubere, trockene Glas oder die Kunststoffdose. Lassen Sie das Kokosöl abkühlen und erstarren, damit die Salbe fest wird. Verschließen Sie den Behälter fest mit einem Deckel, um die Haltbarkeit und Wirksamkeit des Produkts zu erhalten. Beschriften Sie den Behälter mit dem Namen des Schüßler-Salzes, der Potenz und dem Herstellungsdatum.

Lagerung und Anwendung:

Bewahren Sie die Schüßler-Salbe auf Kokosölbasis an einem kühlen, trockenen Ort, vorzugsweise fern von direkter Sonneneinstrahlung und Hitze, auf. Die Haltbarkeit der Salbe hängt von den verwendeten Zutaten ab, im Allgemeinen sollte sie jedoch innerhalb von 6-12 Monaten aufgebraucht werden.

Kokosöl hat den Vorteil, dass es leicht in die Haut einzieht und zusätzlich feuchtigkeitsspendende und antibakterielle Eigenschaften besitzt.

Hinweis: Bei manchen Menschen kann Kokosöl allergische Reaktionen hervorrufen oder die Haut reizen. Führen Sie vor der ersten Anwendung der Schüßler-Salbe auf Kokosölbasis einen Hauttest durch, um sicherzustellen, dass keine Unverträglichkeiten bestehen. Tragen Sie eine kleine Menge der Salbe auf eine unauffällige Stelle auf der Haut auf und warten Sie 24 Stunden, um sicherzustellen, dass keine Reaktion auftritt.

Schüßler-Kompressen: Wirkungsweise und Anwendungsgebiete

Schüßler-Kompressen bieten eine effektive Möglichkeit, die heilende Wirkung von Schüßler-Salben zu intensivieren und gezielt auf betroffene Körperstellen anzuwenden. Die Kompressen bestehen in der Regel aus einem Baumwoll- oder Leinentuch, das mit der entsprechenden Schüßler-Salbe getränkt und anschließend auf die betroffene Stelle aufgelegt wird. Die Kompressen können mit einer Folie oder einem weiteren Tuch abgedeckt und gegebenenfalls mit einer Bandage fixiert werden, um eine optimale Einwirkung der Schüßler-Salbe auf die Haut zu gewährleisten.
Durch die Anwendung von Schüßler-Kompressen kann die Wirkung der Schüßler-Salben verstärkt und verlängert werden, da die Mineralstoffe über einen längeren Zeitraum kontinuierlich und gleichmäßig an die Haut abgegeben werden. Dies fördert die Aufnahme der Mineralstoffe in die tieferen Hautschichten und unterstützt die Selbstheilungskräfte des Körpers auf effektive Weise.

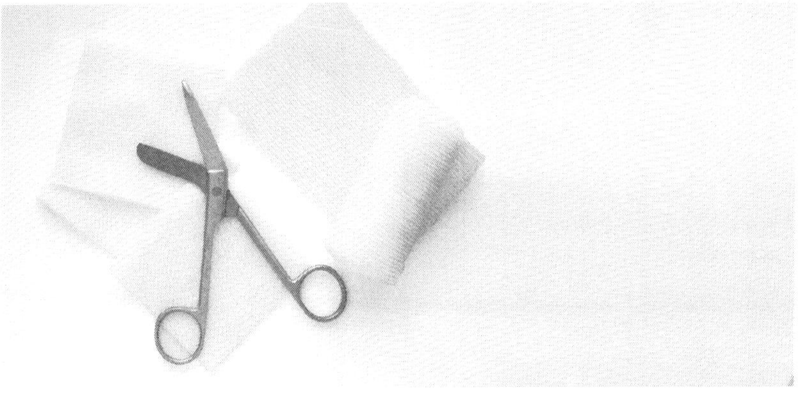

Die Anwendungsgebiete von Schüßler-Kompressen sind ähnlich vielfältig wie die von Schüßler-Salben und umfassen unter anderem:

- Hautprobleme
- Verletzungen
- Gelenk- und Muskelschmerzen
- Entzündungen
- Narbenpflege
- Sonnenbrand

Um die passenden Schüßler-Kompressen für Ihre individuellen Bedürfnisse auszuwählen, sollten Sie die gleichen Schritte wie bei der Auswahl der Schüßler-Salben befolgen, d. h.:

- Analyse der Symptome
- Recherche
- Konsultation eines Fachmanns
- Ausprobieren und Beobachten
- Anpassung der Salbenwahl
- Kombination von Salben
- Integration in den Alltag
- Evaluierung der Ergebnisse

Durch die Anwendung von Schüßler-Kompressen in Kombination mit den Schüßler-Salben können Sie einen ganzheitlichen Therapieansatz verfolgen, der das körpereigene Gleichgewicht wiederherstellt und das allgemeine Wohlbefinden fördert. Die Verwendung von Kompressen ermöglicht es, die heilenden Wirkungen der Schüßler-Salben gezielt auf die betroffenen Körperstellen zu konzentrieren und somit eine schnellere und effektivere Linderung von Beschwerden zu erzielen.

Die sorgfältige Auswahl und Anwendung von Schüßler-Kompressen, die auf Ihren individuellen Zustand und die jeweiligen Symptome abgestimmt sind, sind entscheidend für den Therapieerfolg. Wenn die richtigen Schüßler-Kompressen gewählt und angewendet werden, können sie dazu beitragen, die Selbstheilungskräfte des Körpers zu aktivieren und so den Genesungsprozess effektiv zu unterstützen. Darüber hinaus kann die Kombination von innerlicher und äußerlicher Anwendung der Schüßler-Salze und -Kompressen eine ganzheitliche und umfassende Therapie gewährleisten, die Ihrem Körper hilft, seine natürliche Balance wiederzufinden und Ihre Gesundheit zu fördern.

Schüßler-Kompressen selbst herstellen: Schritt-für-Schritt-Anleitung

Schüßler-Kompressen sind eine effektive Methode, um die Wirkung von Schüßler-Salben zu intensivieren und gezielt auf bestimmte Körperbereiche anzuwenden. Hier finden Sie eine praxisnahe Anleitung, wie Sie Ihre eigenen Schüßler-Kompressen herstellen können:

➢ **Materialien besorgen**

Das brauchen Sie:

- Die passenden Schüßler-Salze für Ihre Beschwerden
- Eine saubere Mullbinde, ein sauberes Baumwolltuch oder sterile Kompressen
- Frisches Wasser
- Eine Schüssel oder ein kleines Becken
- Optional: Frischhaltefolie oder eine Wärmflasche

➢ **Schüßler-Salze auswählen**

Wählen Sie die passenden Schüßler-Salze entsprechend Ihrer Beschwerden und Bedürfnisse aus.

➢ **Schüssel mit Wasser füllen und Schüßler-Salze hinzufügen**

Füllen Sie die Schüssel oder das kleine Becken mit Wasser. Die Temperatur des Wassers sollte angenehm warm sein, aber nicht zu heiß, um Hautreizungen zu vermeiden. Lösen Sie die entsprechende Menge der gewählten Schüßler-Salze im Wasser auf.

➢ **Schüßler-Salbe oder -Lotion ins Wasser geben**

Geben Sie eine ausreichende Menge der gewählten Schüßler-Salbe oder -Lotion ins Wasser. Die Menge hängt von der Größe der Kompresse und der Intensität der gewünschten Wirkung ab. Rühren Sie die Salbe oder Lotion vorsichtig im Wasser, bis sie sich gleichmäßig verteilt hat.

➢ **Mullbinde, Tuch oder sterile Kompresse tränken**

Tränken Sie die Mullbinde, das Baumwolltuch oder die sterile Kompresse im vorbereiteten Schüßler-Salze-Wasser. Stellen Sie sicher, dass das Material vollständig durchtränkt ist und die Schüßler-Salze gut aufgenommen hat.

➢ **Überschüssiges Wasser ausdrücken**

Drücken Sie die Mullbinde, das Tuch oder die sterile Kompresse vorsichtig aus, um überschüssiges Wasser zu entfernen. Die Kompresse sollte gut durchfeuchtet, aber nicht tropfnass sein.

- **Kompresse auf die betroffene Stelle auflegen**

Legen Sie die Schüßler-Kompresse auf die betroffene Körperstelle. Achten Sie darauf, dass die Kompresse die entsprechende Stelle großflächig und gleichmäßig bedeckt.

- **Kompresse fixieren (optional)**

Um die Kompresse an Ort und Stelle zu halten und die Wirkung zu intensivieren, können Sie sie mit Frischhaltefolie umwickeln. Achten Sie darauf, dass die Folie nicht zu straff sitzt, um die Durchblutung nicht zu beeinträchtigen.

- **Wärmequelle hinzufügen (optional)**

Falls gewünscht, können Sie eine Wärmflasche oder ein Körnerkissen auf die Kompresse legen, um die Wirkung der Schüßler-Salze zu verstärken und eine entspannende Wirkung zu erzielen. Achten Sie darauf, dass die Wärmequelle nicht zu heiß ist und sich angenehm auf der Haut anfühlt.

- **Einwirkzeit**

Lassen Sie die Schüßler-Kompresse für eine bestimmte Einwirkzeit einwirken, die je nach Beschwerden und individuellen Bedürfnissen variieren kann. In der Regel beträgt die Einwirkzeit zwischen 20 Minuten und 2 Stunden. Sie können sich während dieser Zeit entspannen oder Ihren normalen Aktivitäten nachgehen, solange die Kompresse an Ort und Stelle bleibt.

- **Kompresse entfernen**

Nach Ablauf der Einwirkzeit entfernen Sie die Kompresse vorsichtig von der Haut. Wenn Sie Frischhaltefolie verwendet haben, entfernen Sie diese zuerst.

- **Nachbehandlung**

Je nach Beschwerden und Bedürfnissen können Sie die behandelte Hautstelle nach der Anwendung der Schüßler-Kompresse mit einer geeigneten Pflegecreme oder -lotion einreiben. Dies kann helfen, die Haut zu beruhigen und die Wirkung der Schüßler-Salze zu unterstützen.

- **Regelmäßige Anwendung**

Um optimale Ergebnisse zu erzielen, sollten Schüßler-Kompressen regelmäßig angewendet werden. Die Häufigkeit der Anwendung hängt von den individuellen Beschwerden und Bedürfnissen ab. Sprechen Sie mit Ihrem Therapeuten oder Apotheker, um die optimale Anwendungsfrequenz für Ihre Situation zu bestimmen.

Durch die selbst hergestellten Schüßler-Kompressen können Sie die heilenden Eigenschaften der Schüßler-Salben gezielt auf bestimmte Körperstellen anwenden und somit Ihre Beschwerden effektiv behandeln. Die regelmäßige Anwendung von Schüßler-Kompressen in Kombination mit der innerlichen Einnahme von Schüßler-Salzen und der äußerlichen Anwendung von Schüßler-Salben kann dazu beitragen, die akuten Beschwerden zu lindern.

Schüßler-Wickel: Anwendung und Vorbereitung

Schüßler-Wickel stellen eine weitere äußerliche Anwendungsmethode für Schüßler-Salze dar, die sich insbesondere zur gezielten Behandlung von Haut-, Muskel- und Gelenkbeschwerden eignet. Sie basieren auf demselben biochemischen Prinzip wie Schüßler-Salben und -Kompressen und zielen darauf ab, den Mineralstoffhaushalt des Körpers auszugleichen und die Selbstheilungskräfte zu unterstützen. Durch die Anwendung von Schüßler-Wickeln können die heilenden Mineralstoffe direkt an den betroffenen Körperstellen wirken und so eine effektive Linderung von Beschwerden ermöglichen.

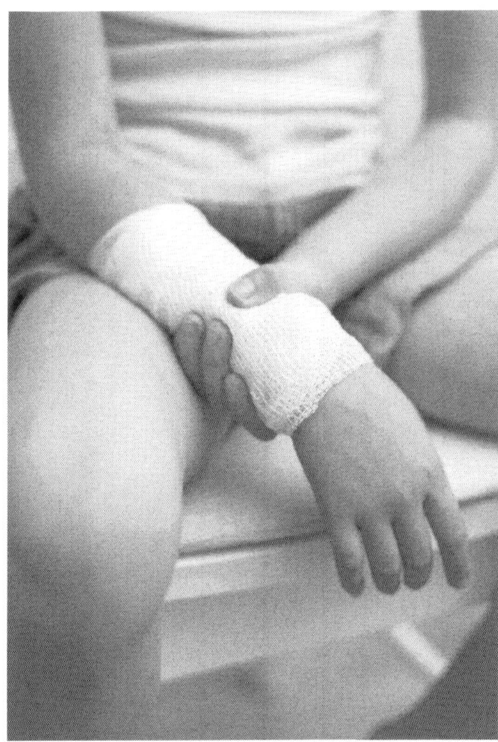

Ein wesentlicher Vorteil von Schüßler-Wickeln ist ihre Wärmewirkung, die je nach Bedarf wohltuend und entspannend oder kühlend und abschwellend sein kann. Die Wärme oder Kälte, die durch den Wickel erzeugt wird, fördert die Durchblutung der behandelten Haut- und Gewebebereiche und unterstützt so die Aufnahme der Mineralstoffe in den Körper. Darüber hinaus kann die Wärmewirkung von Schüßler-Wickeln schmerzlindernd und entspannend auf Muskeln und Gelenke wirken, während die Kälte bei Entzündungen oder Schwellungen eine abschwellende und beruhigende Wirkung entfalten kann.

Herstellung und Anwendung von Schüßler-Wickeln

Um Schüßler-Wickel selbst herzustellen und anzuwenden, sollten Sie die folgenden Schritte befolgen:

- **Auswahl des passenden Schüßler-Salzes**
Entscheiden Sie sich für das Schüßler-Salz, das am besten zu Ihren Beschwerden passt. Nutzen Sie hierzu die Auflistung innerhalb dieses Ratgebers.
- **Zubereitung der Schüßler-Lösung**
Um eine Schüßler-Lösung herzustellen, lösen Sie das gewählte Schüßler-Salz in Wasser auf. Eine grundlegende Empfehlung für die Zubereitung ist, etwa 10 Tabletten des Schüßler-Salzes in 200 ml Wasser aufzulösen. Rühren Sie das Salz in das Wasser ein, bis es sich vollständig aufgelöst hat. Abhängig von der Art des Salzes und Ihren individuellen Bedürfnissen kann die genaue Dosierung variieren. Beachten Sie dabei stets die Empfehlungen des Herstellers.
- **Vorbereitung des Wickeltuchs**
Verwenden Sie ein sauberes, weiches Tuch oder eine Mullbinde, die groß genug ist, um die zu behandelnde Körperstelle vollständig abzudecken.
- **Tränken des Wickeltuchs**
Tauchen Sie das Tuch in die Schüßler-Lösung, sodass es vollständig durchtränkt ist. Wringen Sie das Tuch anschließend leicht aus, um überschüssige Flüssigkeit zu entfernen.
- **Auflegen des Wickeltuchs**
Legen Sie das feuchte Tuch direkt auf die zu behandelnde Körperstelle. Achten Sie darauf, dass die Haut sauber und trocken ist, bevor Sie den Wickel auflegen.

- **Isolierung des Wickeltuchs**
Um die Wärmewirkung des Schüßler-Wickels zu intensivieren oder die Kälte zu halten, sollten Sie das feuchte Tuch mit einer Schicht aus trockenem Material, wie einem weiteren Tuch oder einer Mullbinde, abdecken. Alternativ können Sie auch eine Plastikfolie verwenden, um die Feuchtigkeit und Wärme einzuschließen. Bei einem Kälte-Wickel können Sie das Tuch vor dem Auflegen in den Kühlschrank oder das Gefrierfach legen, um die gewünschte Kälte zu erreichen.
- **Fixierung des Wickeltuchs**
Um den Schüßler-Wickel während der Anwendung an Ort und Stelle zu halten, können Sie ihn mit einer Bandage oder einem Schal fixieren. Achten Sie darauf, dass der Wickel fest, aber nicht zu straff sitzt, um die Durchblutung nicht einzuschränken.
- **Anwendungsdauer**
Lassen Sie den Schüßler-Wickel je nach Art der Beschwerden und der gewünschten Wirkung etwa 20 bis 60 Minuten einwirken. Bei starken Schmerzen oder akuten Entzündungen kann es sinnvoll sein, den Wickel häufiger zu wechseln, um eine kontinuierliche Wirkung zu gewährleisten.
- **Entfernen des Wickeltuchs**
Nach Ablauf der Anwendungsdauer entfernen Sie den Wickel vorsichtig und reinigen die Haut mit lauwarmem Wasser. Trocknen Sie die Haut anschließend sanft ab und tragen Sie bei Bedarf eine Schüßler-Salbe oder eine pflegende Creme auf.
- **Beobachten der Wirkung**
Achten Sie darauf, wie Ihre Beschwerden auf die Anwendung des Schüßler-Wickels reagieren. Dokumentieren Sie eventuelle Veränderungen und passen Sie bei Bedarf die Art des Salzes, die Konzentration der Lösung oder die Anwendungsdauer an.

Durch die regelmäßige Anwendung von Schüßler-Wickeln in Kombination mit Schüßler-Salben oder -Tabletten können Sie den Heilungsprozess unterstützen und die Beschwerden gezielt lindern. Achten Sie darauf, die Schüßler-Wickel richtig vorzubereiten und anzuwenden, um ihre volle Wirkung zu entfalten.

Fuß- und Handbäder

Fuß- und Handbäder sind seit langem für ihre wohltuende und heilende Wirkung auf Körper und Geist bekannt. In der Schüßler-Therapie, die auf der Biochemie nach Dr. Wilhelm Heinrich Schüßler basiert, spielen Fuß- und Handbäder eine wichtige Rolle als ergänzende Maßnahme zur innerlichen Anwendung der Schüßler-Salze. Sie bieten eine angenehme Möglichkeit, die Mineralstoffe über die Haut aufzunehmen und auf diese Weise gezielt Beschwerden zu lindern und das allgemeine Wohlbefinden zu fördern.

Vorteile von Fuß- und Handbädern mit Schüßler-Salzen

Die Anwendung von Schüßler-Salzen in Fuß- und Handbädern bietet eine Reihe von Vorteilen, sowohl für die lokale Behandlung von Beschwerden als auch für die allgemeine Gesundheit und Entspannung:

- **Lokale Wirkung**
  Durch die Aufnahme der Mineralstoffe über die Haut können Fuß- und Handbäder direkt auf die betroffenen Bereiche einwirken, wie beispielsweise bei Gelenk- und Muskelschmerzen, Entzündungen oder Hautproblemen.
- **Entspannung und Stressabbau**
  Die Wärme und Entspannung, die ein Fuß- oder Handbad bietet, kann dazu beitragen, Stress abzubauen, die Durchblutung zu fördern und die Muskulatur zu lockern. Dadurch können sich auch allgemeine Verspannungen und Schmerzen lindern.
- **Verbesserung der Hautgesundheit**
  Schüßler-Salze in Fuß- und Handbädern können dazu beitragen, die Hautstruktur zu verbessern, den Feuchtigkeitsgehalt der Haut zu erhöhen und die Hautbarriere zu stärken.
- **Optimierung der Schüßler-Therapie**
  Die Kombination von innerlicher Anwendung von Schüßler-Salzen (in Tablettenform) und äußerlicher Anwendung (in Form von Fuß- und Handbädern) kann dazu beitragen, die Therapie zu optimieren und den gesamten Körper auf ganzheitliche Weise zu unterstützen.
- **Einfache Anwendung**
  Fuß- und Handbäder mit Schüßler-Salzen sind einfach in der Anwendung und können bequem zu Hause durchgeführt werden, ohne dass spezielle Hilfsmittel benötigt werden.

Wirkungsweise von Schüßler-Salzen in Fuß- und Handbädern

Die Haut ist das größte Organ des menschlichen Körpers und hat zahlreiche Funktionen, darunter auch die Aufnahme von Substanzen aus der Umgebung. Fuß- und Handbäder mit Schüßler-Salzen bieten eine effektive Möglichkeit, Mineralstoffe direkt über die Haut aufzunehmen. Dabei dringen die fein gemahlenen Salze in das warme Wasser des Bades ein und durch die angenehme Wärme des Wassers öffnen sich die Poren der Haut, wodurch die Mineralstoffe leichter in den Körper gelangen können.

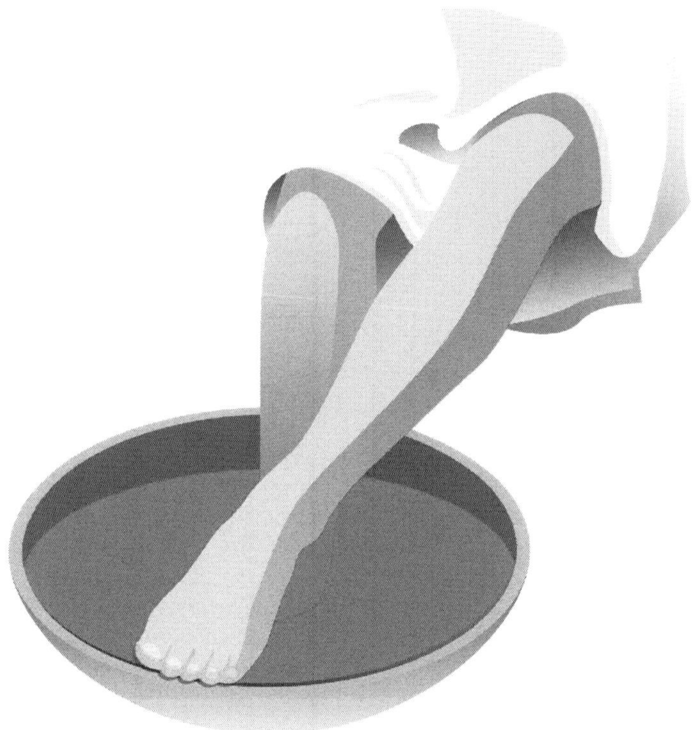

In diesem Prozess spielen auch die Haarfollikel und Schweißdrüsen eine Rolle, die als natürliche Kanäle für die Aufnahme von Mineralstoffen dienen. Durch die Verwendung von Schüßler-Salzen in Fuß- und Handbädern kann der Körper gezielt mit den benötigten Mineralstoffen versorgt werden, die direkt in die Zellen und das Bindegewebe gelangen, um dort ihre Wirkung zu entfalten. Bei lokalen Beschwerden, wie Gelenk- und Muskelschmerzen, Entzündungen oder Hautproblemen, können die Schüßler-Salze direkt auf die betroffenen Bereiche einwirken und dort ihre heilende Wirkung entfalten. Dies geschieht, indem sie den Stoffwechsel der Zellen und die Funktion des Bindegewebes unterstützen, Entzündungen lindern und die Regeneration der Haut fördern. Auch das allgemeine Wohlbefinden profitiert von Fuß- und Handbädern mit Schüßler-Salzen. Durch die entspannende Wirkung des warmen Wassers und die gleichzeitige Aufnahme der Mineralstoffe können Stress und Verspannungen gelöst und das innere Gleichgewicht wiederhergestellt werden. Zudem wird die Durchblutung gefördert, was zu einer besseren Versorgung der Zellen mit Sauerstoff und Nährstoffen führt. Dies wirkt sich positiv auf den gesamten Organismus aus und trägt zu einem verbesserten Wohlbefinden bei.

Auswahl der passenden Schüßler-Salze für Fuß- und Handbäder

Bei der Auswahl der richtigen Salze gehen Sie einfach nach der bereits bekannten Formel vor:

- Analyse der Symptome
- Recherche
- Konsultation eines Fachmanns
- Ausprobieren und Beobachten
- Anpassung der Salbenwahl
- Kombination von Salben
- Integration in den Alltag
- Evaluierung der Ergebnisse

Kombination von Schüßler-Salzen für die optimale Wirkung

In vielen Fällen kann die Kombination verschiedener Schüßler-Salze wie auch bei anderen Formen der Behandlung mit Schüßler-Salzen in Fuß- und Handbädern dazu beitragen, die Wirkung der einzelnen Salze zu verstärken und die Heilungsprozesse zu beschleunigen. Um die richtigen Kombinationen für Ihre individuellen Bedürfnisse herauszufinden, sollten Sie zunächst die Salze identifizieren, die Ihre Hauptbeschwerden am besten ansprechen. Anschließend können Sie diese Salze mit anderen ergänzen, die weitere positive Effekte auf Ihren Körper haben oder die Wirkung der Hauptbestandteile unterstützen.

Einige Beispiele für erfolgreiche Kombinationen von Schüßler-Salzen in Fuß- und Handbädern sind:

- **Schüßler-Salz Nr. 1 Calcium fluoratum und Nr. 11 Silicea**
- **Schüßler-Salz Nr. 3 Ferrum phosphoricum und Nr. 4 Kalium chloratum**
- **Schüßler-Salz Nr. 5 Kalium phosphoricum und Nr. 7 Magnesium phosphoricum**
- **Schüßler-Salz Nr. 6 Kalium sulfuricum und Nr. 10 Natrium sulfuricum**

Die Anwendung von Schüßler-Salzen in Fuß- und Handbädern ist in der Regel gut verträglich und kann selten zu Nebenwirkungen führen. Dennoch sollten Sie auf mögliche Unverträglichkeiten oder allergische Reaktionen achten und die Anwendung bei Bedenken sofort abbrechen.

Zubereitung von Fuß- und Handbädern mit Schüßler-Salzen

Die Zubereitung von Fuß- und Handbädern mit Schüßler-Salzen ist einfach und erfordert nur wenige Schritte. Im Folgenden wird erläutert, wie Sie die richtige Wassertemperatur wählen, die Schüßler-Salze im Wasser auflösen und die richtige Dauer und Häufigkeit der Anwendung bestimmen.

Wassertemperatur:
Die Wahl der richtigen Wassertemperatur ist ein wichtiger Faktor bei der Vorbereitung von Fuß- und Handbädern mit Schüßler-Salzen. Die ideale Wassertemperatur hängt von Ihren persönlichen Vorlieben und der Art der Beschwerden ab, die Sie behandeln möchten. Generell sollte die Wassertemperatur angenehm warm sein, um die Entspannung zu fördern und die Absorption der Mineralstoffe über die Haut zu erleichtern. Eine Temperatur von etwa 37-38 Grad Celsius ist in der Regel empfehlenswert. Bei bestimmten Beschwerden, wie beispielsweise rheumatischen Schmerzen, kann es jedoch hilfreich sein, die Wassertemperatur etwas höher einzustellen. Achten Sie darauf, dass das Wasser nicht zu heiß ist, um Verbrennungen oder Hautreizungen zu vermeiden.

Zubereitung:
Nachdem Sie die gewünschte Wassertemperatur eingestellt haben, können Sie die Schüßler-Salze im Wasser auflösen. Geben Sie die entsprechende Menge der ausgewählten Salze in das Wasser und rühren Sie das Wasser um, bis sich die Salze vollständig aufgelöst haben. Sie können dafür einen Löffel oder einen anderen geeigneten Gegenstand verwenden. Die genaue Menge der Schüßler-Salze, die Sie hinzufügen sollten, hängt von der gewählten Salzkombination, der Dosierungsempfehlung und Ihren individuellen Bedürfnissen ab.

Dauer und Häufigkeit:
Dauer und Häufigkeit der Anwendung von Fuß- und Handbädern mit Schüßler-Salzen variieren ebenfalls je nach individuellen Bedürfnissen und der Art der Beschwerden. In der Regel dauert ein Fuß- oder Handbad etwa 20-30 Minuten. Während dieser Zeit sollten Sie sich entspannen und die beruhigende Wirkung des Bades genießen. Je nach Beschwerdebild können Sie Fuß- und Handbäder mit Schüßler-Salzen ein- bis zweimal pro Woche anwenden. In manchen Fällen, beispielsweise bei akuten Beschwerden, kann es jedoch sinnvoll sein, die Anwendung häufiger durchzuführen.

Tipps für die Durchführung von Schüßler-Salz-Fußbädern

Während des Fußbades sollten Sie sich entspannen und die wohltuende Wirkung der Schüßler-Salze genießen. Suchen Sie sich einen bequemen Platz zum Sitzen, sodass Ihre Füße problemlos im Wasser ruhen können. Achten Sie darauf, dass Ihre Knie und Beine entspannt sind, um die bestmögliche Entspannung und Wirkung zu erzielen. Sie können beispielsweise leise Musik hören, ein Buch lesen oder einfach nur die Augen schließen und tief durchatmen. Atemübungen, Meditation oder leichte Stretching-Übungen können zusätzlich zur Entspannung beitragen.

Nachdem Sie das Fußbad beendet haben, lassen Sie Ihre Füße kurz an der Luft trocknen oder tupfen sie vorsichtig mit einem Handtuch trocken. Achten Sie darauf, dass Ihre Füße vollständig trocken sind, insbesondere zwischen den Zehen, um Hautirritationen oder Pilzinfektionen vorzubeugen. Im Anschluss an das Fußbad ist es ratsam, die Füße mit einer feuchtigkeitsspendenden Creme oder Lotion einzureiben, um die Haut geschmeidig zu halten und eventuellen Austrocknungseffekten durch das Bad entgegenzuwirken. Massieren Sie die Creme sanft in die Haut ein, um die Durchblutung zu fördern und zusätzliche Entspannung zu erreichen.

Die Anwendung von Schüßler-Salz-Fußbädern kann je nach Bedarf und Beschwerdebild regelmäßig durchgeführt werden.

Praktische Tipps für die Anwendung von Schüßler-Salz-Handbädern

Die Vorbereitung des Handbades beginnt mit der Auswahl einer geeigneten Schüssel oder eines Beckens, in dem Sie Ihre Hände bequem unterbringen können. Achten Sie darauf, dass das Gefäß groß genug ist, sodass Ihre Hände vollständig mit Wasser bedeckt sind. Füllen Sie die Schüssel mit warmem Wasser, wobei die Temperatur im Bereich von 36 bis 38 Grad Celsius liegen sollte. Beachten Sie, dass die Wassertemperatur nicht zu hoch sein sollte, um Hautirritationen oder Kreislaufprobleme zu vermeiden. Lösen Sie anschließend die zuvor ausgewählten Schüßler-Salze im Wasser auf und rühren Sie das Wasser gut um, um sicherzustellen, dass die Salze gleichmäßig verteilt sind.

Während des Handbades sollten Sie sich entspannen und die wohltuende Wirkung der Schüßler-Salze genießen. Suchen Sie sich einen bequemen Platz zum Sitzen, sodass Ihre Hände problemlos im Wasser ruhen können. Achten Sie darauf, dass Ihre Arme und Schultern entspannt sind, um die bestmögliche Entspannung und Wirkung zu erzielen. Nehmen Sie sich 20 bis 30 Minuten Zeit für das Handbad und nutzen Sie diese Zeit, um bewusst zur Ruhe zu kommen.

Kontraindikationen und Vorsichtsmaßnahmen bei Fuß- und Handbädern mit Schüßler-Salzen

Im Folgenden befassen wir uns mit den Kontraindikationen und Vorsichtsmaßnahmen, die bei der Anwendung von Fuß- und Handbädern mit Schüßler-Salzen zu beachten sind. Hierbei gehen wir auf Situationen ein, in denen Fuß- und Handbäder vermieden werden sollten, sowie auf die Beachtung individueller Hautempfindlichkeiten und Allergien.

Zunächst ist es wichtig, zu wissen, wann Fuß- und Handbäder mit Schüßler-Salzen vermieden werden sollten. Personen, die unter Herz-Kreislauf-Erkrankungen, Venenentzündungen, Thrombosen oder schweren Infektionen leiden, sollten auf die Anwendung von Fuß- und Handbädern verzichten oder zumindest vorab ihren Arzt konsultieren. Auch bei offenen Wunden, Hautverletzungen oder akuten Hauterkrankungen sind Fuß- und Handbäder in der Regel nicht empfehlenswert, da sie den Heilungsprozess stören oder sogar verhindern können. Schwangere Frauen sollten ebenfalls vorsichtig sein und im Zweifelsfall Rücksprache mit ihrem Arzt halten, bevor sie Fuß- oder Handbäder mit Schüßler-Salzen durchführen.

Ein weiterer wichtiger Aspekt, der bei der Anwendung von Fuß- und Handbädern mit Schüßler-Salzen zu beachten ist, sind individuelle Hautempfindlichkeiten und Allergien. Da die Schüßler-Salze direkt mit der Haut in Kontakt kommen und über sie aufgenommen werden, können bei empfindlichen Personen Hautirritationen oder allergische Reaktionen auftreten. Um möglichen Hautproblemen vorzubeugen, sollten Sie vor der ersten Anwendung eines Fuß- oder Handbades mit einem neuen Schüßler-Salz einen Verträglichkeitstest durchführen. Dazu können Sie eine kleine Menge des betreffenden Salzes in Wasser auflösen und auf eine unauffällige Stelle der Haut, beispielsweise am Handgelenk, auftragen. Beobachten Sie die Hautreaktion für mindestens 24 Stunden und achten Sie auf mögliche Rötungen, Schwellungen oder Juckreiz. Sollten solche Symptome auftreten, ist es ratsam, auf die Verwendung des betreffenden Salzes zu verzichten oder gegebenenfalls einen Arzt aufzusuchen.

Integration von Fuß- und Handbädern mit Schüßler-Salzen in die tägliche Routine

Die Planung der Anwendungen für maximale Effizienz ist ein wichtiger Faktor, um die positiven Effekte von Fuß- und Handbädern mit Schüßler-Salzen voll auszuschöpfen. Eine regelmäßige Anwendung ist entscheidend für den Erfolg der Therapie. Um dies in Ihren Alltag zu integrieren, sollten Sie zunächst eine feste Zeitspanne für die Anwendung festlegen, beispielsweise 20 bis 30 Minuten für ein Fuß- oder Handbad. Legen Sie im Anschluss daran feste Tage und Uhrzeiten fest, an denen Sie die Bäder durchführen möchten. Dies kann beispielsweise morgens zur Aktivierung oder abends zur Entspannung sein.

Achten Sie darauf, dass die gewählten Zeiten für Sie realistisch umsetzbar sind und sich gut in Ihren Tagesablauf einfügen.

Die Kombination von Fuß- und Handbädern mit anderen Schüßler-Therapieformen kann ebenfalls dazu beitragen, dass Ihre Beschwerden Linderung finden. Schüßler-Salze können in Form von Tabletten, Tropfen, Salben oder Lotionen eingenommen bzw. angewendet werden. Durch die Kombination mehrerer Darreichungsformen kann die Wirkung der Schüßler-Salze auf unterschiedlichen Ebenen und bei verschiedenen Beschwerden unterstützt werden. Beispielsweise kann die Anwendung einer Schüßler-Salbe direkt auf einer betroffenen Körperregion die lokale Wirkung verstärken, während die Einnahme von Schüßler-Salz-Tabletten eine systemische Wirkung im gesamten Körper entfaltet.

Die erfolgreiche Integration von Fuß- und Handbädern mit Schüßler-Salzen in die tägliche Routine erfordert einerseits eine gut durchdachte Planung der Anwendungen und andererseits die Kombination mit anderen Schüßler-Therapieformen für optimale Ergebnisse. Durch diese Herangehensweise kann die Schüßler-Therapie ihre volle Wirkung entfalten.

Fazit: Die Bedeutung von Fuß- und Handbädern mit Schüßler-Salzen

Zusammenfassend lässt sich feststellen, dass Fuß- und Handbäder mit Schüßler-Salzen eine wertvolle Ergänzung zur Schüßler-Therapie darstellen und einen bedeutenden Beitrag zur Steigerung des allgemeinen Wohlbefindens und zur Linderung von Beschwerden leisten können. Die Anwendung dieser Bäder bietet eine angenehme, entspannende Methode, um die positiven Effekte der Schüßler-Salze auf den Körper und die Psyche zu nutzen.

Die Wirkungsweise von Schüßler-Salzen in Fuß- und Handbädern beruht auf der Absorption der Mineralstoffe über die Haut und der lokalen sowie systemischen Wirkung der Salze. Dabei können Beschwerden wie Muskelverspannungen, Gelenkschmerzen, Hautprobleme und Stresssymptome gelindert werden. Die Auswahl der passenden Schüßler-Salze basiert auf den individuellen Symptomen und Beschwerden, wobei auch Kombinationen von Salzen für eine optimale Wirkung eingesetzt werden können.

Die Zubereitung von Fuß- und Handbädern mit Schüßler-Salzen ist unkompliziert und kann leicht in den Alltag integriert werden. Die Anwendung erfordert lediglich die Beachtung von Faktoren wie der richtigen Wassertemperatur, der Auflösung der Salze im Wasser sowie der Dauer und Häufigkeit der Anwendung. Fuß- und Handbäder können sowohl einzeln als auch in Kombination mit anderen Schüßler-Therapieformen angewendet werden, um die bestmöglichen Ergebnisse zu erzielen.

Es ist wichtig, mögliche Kontraindikationen und Vorsichtsmaßnahmen im Zusammenhang mit Fuß- und Handbädern zu beachten, um unerwünschte Reaktionen oder Nebenwirkungen zu vermeiden. Dennoch sind Schüßler-Salz-Fußbäder und -Handbäder für die meisten Menschen eine sichere und wohltuende Ergänzung ihrer gesundheitsfördernden Maßnahmen.

Wissenswertes über die Selbstbehandlung mit Schüßler-Salzen

Wo können Schüßler-Salze erworben werden?

In diesem Kapitel erhalten Sie eine Übersicht über die gängigsten Bezugsquellen und Informationen zur Auswahl und Qualität von Schüßler-Salzen:

Apotheken und Drogerien

Apotheken sind eine der häufigsten Anlaufstellen, um Schüßler-Salze zu erwerben. In vielen Apotheken finden Sie eine breite Auswahl an Schüßler-Salzen in verschiedenen Potenzen und Darreichungsformen wie Tabletten, Pulver, Salben oder Tropfen. Auch in gut sortierten Drogerien können Sie Schüßler-Salze finden, jedoch ist das Angebot hier oft eingeschränkter als in Apotheken.

Der Vorteil des Kaufs in einer Apotheke oder Drogerie besteht darin, dass Sie persönliche Beratung und Unterstützung bei der Auswahl der passenden Schüßler-Salze für Ihre Bedürfnisse erhalten können. Apotheker und geschultes Personal sind in der Regel gut informiert über die Anwendung und Wirkung der einzelnen Salze und können Ihnen bei Fragen zur Dosierung und Anwendung behilflich sein.

Online-Shops und Versandapotheken

Eine weitere Möglichkeit, Schüßler-Salze zu erwerben, sind Online-Shops und Versandapotheken. Der Online-Kauf bietet den Vorteil, dass Sie bequem von zu Hause aus auf ein großes Angebot an Schüßler-Salzen zugreifen und Preise vergleichen können. Versandapotheken sind oft preisgünstiger als lokale Apotheken und bieten häufig Rabatte oder Sonderangebote an.

Beim Online-Kauf ist es wichtig, auf vertrauenswürdige Anbieter zu achten und Kundenbewertungen zu berücksichtigen. Achten Sie darauf, dass der Online-Shop oder die Versandapotheke ein Impressum und eine Kontaktmöglichkeit für Rückfragen bietet.

Naturkostläden und Reformhäuser

In vielen Naturkostläden und Reformhäusern finden Sie ebenfalls eine Auswahl an Schüßler-Salzen. Diese Geschäfte legen oft besonderen Wert auf hochwertige Produkte und nachhaltige Herstellungsverfahren, sodass Sie hier auch biologische und umweltfreundliche Optionen finden können.

Bioläden

Einige Bioläden führen ebenfalls Schüßler-Salze in ihrem Sortiment. Da sie sich auf biologische und natürliche Produkte spezialisieren, können Sie hier auch auf eine qualitativ hochwertige Auswahl vertrauen.

Heilpraktiker und Naturheilkundler

Heilpraktiker, Naturheilkundler oder alternative Therapeuten bieten häufig ebenfalls Schüßler-Salze an. In diesem Fall profitieren Sie von der fachkundigen Beratung und von individuellen Empfehlungen für Ihre Beschwerden und Bedürfnisse.

Fachgeschäfte für Naturheilkunde

Es gibt auch spezialisierte Fachgeschäfte für Naturheilkunde, die eine große Auswahl an Schüßler-Salzen und anderen natürlichen Heilmitteln anbieten. Dort können Sie ebenfalls kompetente Beratung und Unterstützung bei der Auswahl der passenden Salze erhalten.

Auswahl des Herstellers und der Produktqualität

Achten Sie auch auf die Qualität der Produkte und den Hersteller. Hier sind einige Aspekte, die Sie bei der Auswahl berücksichtigen sollten:

Zertifizierung und Herstellungsstandards

Achten Sie darauf, dass die Schüßler-Salze von einem zertifizierten Hersteller stammen und nach strengen Qualitätsstandards hergestellt werden. Eine Zertifizierung durch anerkannte Organisationen, wie das Deutsche Homöopathie-Union (DHU) oder das Biochemische Bundesinstitut, gewährleistet, dass die Produkte den höchsten Qualitätsanforderungen entsprechen.

Reinheit der Inhaltsstoffe

Die Schüßler-Salze sollten aus hochreinen Mineralstoffen hergestellt werden, um eine optimale Wirkung zu erzielen. Vermeiden Sie Produkte, die unnötige Zusatzstoffe, Konservierungsmittel oder Füllstoffe enthalten.

Potenzen

Schüßler-Salze sind in verschiedenen Potenzen erhältlich, wie beispielsweise D6, D12 oder höher. Achten Sie darauf, die richtige Potenz für Ihre individuellen Bedürfnisse auszuwählen.

Verpackung

Die Verpackung der Schüßler-Salze sollte lichtgeschützt und luftdicht sein, um die Haltbarkeit und Wirksamkeit der Produkte zu gewährleisten. Achten Sie auch auf das Verfallsdatum, um sicherzustellen, dass die Salze noch wirksam sind.

Wie kann eine Schüßler-Behandlung unterstützt werden?

Nun erfahren Sie, wie Sie die Behandlung mit Schüßler-Salzen optimal unterstützen können, um die besten Ergebnisse zu erzielen. Dazu gehören unter anderem die Integration von unterstützenden Maßnahmen in Ihren Alltag, die Anpassung Ihrer Ernährung und die Kombination mit anderen Therapieansätzen.

Unterstützende Maßnahmen im Alltag:

Stressmanagement:

Chronischer Stress kann das Immunsystem schwächen und Entzündungen im Körper fördern. Lernen Sie Techniken zur Stressbewältigung, wie z. B. Entspannungsübungen, Meditation oder Yoga, um den Behandlungserfolg zu unterstützen. Die folgende Übung lässt sich gut in den hektischen Alltag integrieren:

Entspannungsübung: Kurzurlaub im Alltag

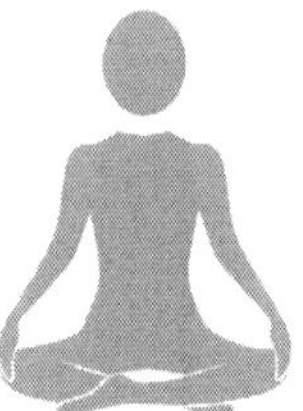

- Suchen Sie sich einen ruhigen, gemütlichen Ort, an dem Sie für einige Minuten ungestört sind. Schließen Sie die Augen und stellen Sie sich vor, Sie befinden sich an Ihrem Lieblingsurlaubsort – ob am Strand, in den Bergen oder in einem wunderschönen Garten.
- Setzen oder legen Sie sich in eine entspannte Position. Lassen Sie Ihre Schultern locker hängen, entspannen Sie Ihren Nacken und spüren Sie, wie Ihr Körper in den Untergrund einsinkt.
- Stellen Sie sich vor, wie die frische, klare Luft Ihres Lieblingsortes Ihre Lungen füllt. Atmen Sie langsam und tief durch die Nase ein, bis Ihr Bauch sich aufbläht wie ein sanft aufsteigender Heißluftballon.
- Halten Sie den Atem für einen kurzen Moment inne und stellen Sie sich vor, wie die aufgenommene Energie in Ihrem Körper zirkuliert, um jeden Teil von Ihnen zu erfrischen und zu beleben.
- Atmen Sie langsam durch den Mund aus und lassen Sie die Anspannung und den Stress Ihres Alltags mit dem Atem entweichen. Stellen Sie sich vor, wie der Atem wie eine sanfte Meeresbrise ist, die alle Sorgen und Belastungen von Ihnen wegträgt.

- Wiederholen Sie diesen Atemzyklus etwa 5- bis 10-mal und genießen Sie dabei das Gefühl der Entspannung und Erholung, das sich in Ihrem Körper ausbreitet. Lassen Sie es einfach geschehen, Sie brauchen sich zu nichts zu zwingen.
- Nachdem Sie die Übung abgeschlossen haben, nehmen Sie langsam Ihre Umgebung wieder wahr, bewegen Ihre Gliedmaßen sanft und öffnen die Augen. Lächeln Sie und erinnern Sie sich daran, dass dieser „Kurzurlaub im Alltag" jederzeit für Sie verfügbar ist, um Stress abzubauen und neue Energie zu tanken.

Ausreichend Schlaf

Ein gesunder Schlaf ist wichtig für die Regeneration des Körpers und die Stärkung des Immunsystems. Achten Sie auf eine ausreichende Schlafdauer und eine gute Schlafqualität, um den Heilungsprozess zu unterstützen. Hier sind einige Empfehlungen:

- Sorgen Sie für ein ruhiges, dunkles und gut belüftetes Schlafzimmer. Eine angenehme Raumtemperatur (für Erwachsene 15 bis 18 °C; für Babys und Kleinkinder 18 bis 19 °C) und eine bequeme Matratze tragen ebenfalls zu einer erholsamen Nachtruhe bei.
- Gehen Sie jeden Abend zur gleichen Zeit ins Bett und stehen Sie jeden Morgen zur gleichen Zeit auf, auch an Wochenenden. Dies hilft, Ihren natürlichen Schlafrhythmus zu stabilisieren.
- Vermeiden Sie es, mindestens eine Stunde vor dem Schlafengehen auf Bildschirme zu schauen, da das blaue Licht die Produktion des Schlafhormons Melatonin reduzieren kann.
- Verzichten Sie auf schwere Mahlzeiten und koffeinhaltige Getränke mindestens zwei Stunden vor dem Schlafengehen, um Verdauungsprobleme und Einschlafschwierigkeiten zu vermeiden.

Bewegung

Regelmäßige körperliche Aktivität trägt zur allgemeinen Gesundheit bei und kann das Immunsystem stärken. Integrieren Sie moderate Bewegung in Ihren Alltag, um die Schüßler-Salz-Therapie zu unterstützen. Es wird empfohlen, mindestens 150 Minuten moderate Bewegung oder 75 Minuten intensive Bewegung pro Woche durchzuführen, um optimale gesundheitliche Vorteile zu erzielen. Sie können diese Zeit beispielsweise auf fünf Tage in der Woche verteilen, indem Sie täglich 30 Minuten moderater Aktivität nachgehen. Um dies erfolgreich in Ihren Alltag zu integrieren, können Sie die folgenden Empfehlungen befolgen:

- Reservieren Sie täglich mindestens 30 Minuten für körperliche Aktivität. Es kann helfen, diese Zeit in Ihren Kalender einzutragen, damit Sie sich daran erinnern und sie priorisieren.
- Um langfristig motiviert zu bleiben, ist es wichtig, dass Sie Aktivitäten

auswählen, die Ihnen Freude bereiten. Ob es Spaziergänge, Radfahren, Schwimmen oder Yoga ist – wählen Sie etwas, das Sie gerne tun.

- Nutzen Sie Alltagsgelegenheiten, um mehr Bewegung in Ihr Leben zu bringen. Nehmen Sie beispielsweise die Treppe statt des Aufzugs (ein bewährter Klassiker) oder steigen Sie eine Haltestelle früher aus, um den Rest des Weges zu Fuß zurückzulegen.
- Eine Trainingspartnerschaft kann die Motivation erhöhen und Ihnen dabei helfen, sich gegenseitig zu unterstützen. Verabreden Sie sich zum gemeinsamen Sport, um sich gegenseitig anzuspornen.
- Stecken Sie sich erreichbare Ziele, um den Fortschritt messbar und motivierend zu gestalten. Beginnen Sie mit kleinen Schritten und steigern Sie die Intensität und Dauer der Aktivität schrittweise. Das Wichtigste sollte jedoch immer der Spaß an der Aktivität sein.

Hydration

Eine angemessene Flüssigkeitszufuhr ist für die ordnungsgemäße Funktion des Körpers unerlässlich und kann die Wirksamkeit von Schüßler-Salzen verbessern. Es wird empfohlen, täglich etwa 2 bis 2,5 Liter Wasser zu trinken, um ausreichend hydratisiert zu bleiben.

Ernährung und Schüßler-Salze:

Eine ausgewogene Ernährung ist ein grundlegender und unverzichtbarer Faktor für die Gesundheit sowie das Wohlbefinden des Körpers. Sie kann daher auch die Wirkung von Schüßler-Salzen positiv beeinflussen. Um die Schüßler-Salz-Therapie bestmöglich zu unterstützen, ist es entscheidend, auf eine gesunde und ausgewogene Ernährung zu achten. Dies bedeutet, dass Ihre Ernährung reich an Vitaminen, Mineralstoffen und Antioxidantien sein sollte, um das Immunsystem zu stärken, Entzündungen im Körper zu reduzieren und den Heilungsprozess zu beschleunigen.

Achten Sie darauf, dass Ihre Ernährung ausreichend frisches Obst und Gemüse enthält, um die notwendigen Vitamine und Mineralstoffe bereitzustellen. Bevorzugen Sie dabei saisonale und regionale Produkte, da sie in der Regel frischer und nährstoffreicher sind. Vollkornprodukte wie Brot, Nudeln und Reis versorgen Sie mit Ballaststoffen, die eine gesunde Verdauung fördern. Zudem enthalten Vollkornprodukte komplexe Kohlenhydrate, die langfristig Energie liefern und den Blutzuckerspiegel stabil halten.

Gesunde Fette, wie ungesättigte Fettsäuren, sind wichtig für den Körper, da sie bei der Aufnahme fettlöslicher Vitamine helfen und zur Produktion von Hormonen beitragen. Gute Quellen für gesunde Fette sind

✓ Nüsse
✓ Samen
✓ Avocado
✓ Olivenöl
✓ fetter Fisch wie Lachs oder Makrele

Achten Sie darauf, den Konsum von gesättigten Fettsäuren und Transfetten zu reduzieren, da sie Entzündungen fördern können.

Hochwertige Proteinquellen sind ebenfalls wichtig, um den Körper bei der Reparatur von Gewebeschäden und der Bildung neuer Zellen zu unterstützen. Wählen Sie

✓ mageres Fleisch,
✓ Geflügel,
✓ Fisch,
✓ Hülsenfrüchte,
✓ Tofu sowie
✓ Joghurt oder Quark

als Proteinquellen. Eine ausgewogene Mischung aus pflanzlichen und tierischen Proteinen ist ideal, um alle essenziellen Aminosäuren zu erhalten.

Nahrungsergänzungsmittel:

In einigen Fällen kann es sinnvoll sein, Nahrungsergänzungsmittel einzunehmen, um die Versorgung mit bestimmten Nährstoffen zu optimieren. Einige gängige Nahrungsergänzungsmittel, die in Betracht gezogen werden können, sind:

✓ **Vitamine**: Vitamin C, Vitamin D, Vitamin E, B-Vitamine (z. B. B12, B6, Folsäure)
✓ **Mineralstoffe**: Magnesium, Calcium, Zink, Eisen, Selen
✓ **Spurenelemente**: Kupfer, Mangan, Chrom, Jod
✓ **Omega-3-Fettsäuren**: Fischöl, Leinöl, Krillöl
✓ **Antioxidantien**: Coenzym Q10, Resveratrol, Lycopin, Lutein
✓ **Aminosäuren**: L-Arginin, L-Glutamin, L-Carnitin, Taurin
✓ **Probiotika**: Bakterienkulturen zur Unterstützung der Darmgesundheit
✓ **Pflanzliche Extrakte**: Ginkgo biloba, Ginseng, Ashwagandha, Rhodiola Rosea

Die empfohlenen Mengen für die oben angeführten Nährstoffe unterscheiden sich je nach Alter, sodass an dieser Stelle keine allgemeine Empfehlung ausgesprochen werden kann. Zudem können sie bei ernährungsbedingten Einschränkungen, wie zum Beispiel bei einer veganen oder vegetarischen Ernährung, helfen, den Bedarf an bestimmten Nährstoffen zu decken. Nahrungsergänzungsmittel können auch Stoffwechselprozesse unterstützen, da viele Nährstoffe an wichtigen Prozessen beteiligt sind, die für die Gesundheit und die Funktion des Körpers entscheidend sind. Eine ausreichende Versorgung mit diesen Nährstoffen kann die Effizienz dieser Prozesse verbessern und die Wirkung von Schüßler-Salzen unterstützen. Darüber hinaus können einige Nahrungsergänzungsmittel, wie Antioxidantien und Vitamine, das Immunsystem stärken und den Körper widerstandsfähiger gegenüber Infektionen und Krankheiten machen, was die Heilungsprozesse fördern und damit die Schüßler-Salz-Therapie effektiver gestalten kann. Schließlich können Probiotika und andere Nahrungsergänzungsmittel, die die Darmgesundheit unterstützen, die Aufnahme und Verwertung von Nährstoffen verbessern. Das wirkt sich positiv auf die Wirkung von Schüßler-Salzen aus.

Kombination mit anderen Therapieansätzen:

Schüßler-Salze können auch in Kombination mit anderen Therapieansätzen eingesetzt werden, um eine ganzheitliche Behandlung zu erreichen und das individuelle Wohlbefinden zu fördern. Folgende Therapieansätze eignen sich besonders:

Homöopathie

Homöopathische Arzneimittel werden in der Regel aus natürlichen Substanzen gewonnen und stark verdünnt, um die Selbstheilungskräfte des Körpers zu stimulieren. Die Schüßler-Salz-Therapie hat gewisse Parallelen zur Homöopathie, da sie ebenfalls auf der Verwendung von verdünnten Mineralsalzen basiert, um den Körper ins Gleichgewicht zu bringen. Daher können Schüßler-Salze und homöopathische Mittel oft gleichzeitig eingenommen werden, ohne dass Wechselwirkungen auftreten. Die Kombination beider Therapieansätze kann zu einer synergistischen Wirkung führen und die Selbstheilungskräfte des Körpers stärken.

Akupunktur

Die Akupunktur ist eine traditionelle chinesische Heilmethode, die auf der Idee basiert, dass die Lebensenergie, das sogenannte Qi, durch bestimmte Kanäle im Körper fließt. Durch das Einführen von dünnen Nadeln in bestimmte Akupunkturpunkte wird der Energiefluss im Körper reguliert und gesundheitliche Beschwerden können gelindert werden. Die Schüßler-Salz-Therapie und die Akupunktur ergänzen sich gut, da beide darauf abzielen, das Gleichgewicht im Körper wiederherzustellen und die Selbstheilungskräfte zu aktivieren. Die Kombination beider Methoden kann dazu beitragen, die Behandlungsergebnisse zu verbessern und den Heilungsprozess zu beschleunigen.

Osteopathie

Zur Erinnerung: Die Osteopathie ist eine ganzheitliche manuelle Therapieform, die sich auf die Behandlung von muskuloskelettalen Beschwerden konzentriert.

Osteopathen arbeiten mit ihren Händen, um den Bewegungsapparat zu untersuchen und Funktionsstörungen zu behandeln, die Schmerzen und Beschwerden verursachen können. Die Schüßler-Salz-Therapie kann die osteopathische Behandlung unterstützen, indem sie dazu beiträgt, das Gleichgewicht der Mineralsalze im Körper zu regulieren und die muskuläre Funktion zu verbessern. Durch die Kombination von Osteopathie und Schüßler-Salz-Therapie kann das allgemeine Wohlbefinden gefördert und die Erholung von Verletzungen und Funktionsstörungen kann beschleunigt werden.

Ernährungstherapie

Die Ernährungstherapie ist ein wichtiger Bestandteil der ganzheitlichen Gesundheitsförderung, da sie auf die Optimierung der Nährstoffzufuhr und die Anpassung der Ernährungsgewohnheiten abzielt, um das Wohlbefinden zu verbessern und Krankheiten vorzubeugen. Schüßler-Salze können in Kombination mit einer ausgewogenen Ernährung und gezielten Nahrungsergänzungsmitteln eingesetzt werden, um den Körper optimal mit den notwendigen Nährstoffen zu versorgen und die Selbstheilungskräfte zu unterstützen. Die Ernährungstherapie kann auch dazu beitragen, mögliche Nährstoffmängel zu identifizieren, die die Wirkung der Schüßler-Salz-Therapie beeinträchtigen könnten, und gezielte Empfehlungen für eine angepasste Ernährung geben.

Bewegung und Physiotherapie

Regelmäßige körperliche Aktivität ist für die Erhaltung der Gesundheit und des Wohlbefindens unerlässlich, da sie dazu beiträgt, die körperliche Fitness, die Beweglichkeit und die Funktion des Bewegungsapparates zu erhalten. Schüßler-Salze können die Wirksamkeit von Bewegungstherapien und Physiotherapie unterstützen, indem sie dazu beitragen, das Gleichgewicht der Mineralsalze im Körper zu regulieren und die Regeneration von Muskeln und Gewebe zu fördern. Durch die Kombination von Schüßler-Salz-Therapie und gezielten Bewegungsprogrammen können Beschwerden gelindert, die Beweglichkeit verbessert und das allgemeine Wohlbefinden gefördert werden.

Aromatherapie

Die Aromatherapie verwendet ätherische Öle, die aus Pflanzen gewonnen werden, um körperliche und emotionale Beschwerden zu behandeln. Ätherische Öle können durch Einatmen, Massage oder in Bädern angewendet werden und wirken auf das limbische System im Gehirn, das für Emotionen und Erinnerungen verantwortlich ist. Die Kombination von Schüßler-Salzen und Aromatherapie kann das allgemeine Wohlbefinden fördern, indem sie die körperliche und emotionale Balance unterstützt und Entspannung und Stressabbau fördert.

Massagetherapie

Die Massagetherapie ist eine manuelle Behandlungstechnik, bei der Druck und Bewegung auf das Gewebe und die Muskulatur des Körpers ausgeübt wird. Dies kann helfen, Verspannungen zu lösen, die Durchblutung und den Lymphfluss zu verbessern und Schmerzen und Beschwerden zu lindern. Die Schüßler-Salz-Therapie kann in Kombination mit der Massagetherapie eingesetzt werden, um die Regeneration von Gewebe und Muskeln zu unterstützen, das Gleichgewicht der Mineralsalze im Körper zu regulieren und das allgemeine Wohlbefinden zu fördern.

Die Kombination der Schüßler-Salz-Therapie mit anderen Therapieformen bietet zahlreiche Vorteile, da sie es ermöglicht, die individuellen Bedürfnisse des Patienten umfassend zu berücksichtigen und das Wohlbefinden auf verschiedenen Ebenen zu fördern. Hier sind einige der wichtigsten Vorteile, die sich aus der Kombination von Schüßler-Salzen mit anderen Therapieansätzen ergeben:

- **Ganzheitlicher Ansatz**: Die Schüßler-Salz-Therapie konzentriert sich auf das Gleichgewicht der Mineralsalze im Körper, um die Selbstheilungskräfte zu aktivieren und das allgemeine Wohlbefinden zu unterstützen. Die Kombination mit anderen Therapieformen ermöglicht einen ganzheitlichen Ansatz, der sowohl auf körperliche als auch auf emotionale und psychische Aspekte eingeht und somit eine umfassende Behandlung der individuellen Beschwerden ermöglicht.

- **Synergistische Wirkung**: Die gleichzeitige Anwendung mehrerer Therapieformen kann dazu beitragen, dass sich die Wirkungen der einzelnen Therapieansätze gegenseitig verstärken und eine synergistische Wirkung entsteht. Dies kann die Effektivität der Behandlung insgesamt erhöhen und dazu beitragen, schneller und nachhaltiger positive Ergebnisse zu erzielen.
- **Individuelle Anpassung**: Jeder Mensch ist einzigartig und seine Bedürfnisse und Beschwerden können von denen anderer Personen abweichen. Die Kombination von Schüßler-Salzen mit anderen Therapieformen ermöglicht es, die Behandlung individuell auf die Bedürfnisse des Patienten abzustimmen und die bestmöglichen Ergebnisse zu erzielen.
- **Unterstützung der Selbstheilungskräfte**: Schüßler-Salze wirken, indem sie die Selbstheilungskräfte des Körpers aktivieren und das Gleichgewicht der Mineralsalze im Körper regulieren. Die Kombination mit anderen Therapieformen, die ebenfalls auf die Aktivierung der Selbstheilungskräfte abzielen, kann die Regenerations- und Heilungsprozesse im Körper weiter unterstützen und verbessern.
- **Vorbeugung von Beschwerden**: Durch die Kombination von Schüßler-Salzen mit anderen Therapieansätzen kann nicht nur die Behandlung von bestehenden Beschwerden unterstützt, sondern auch der Entstehung neuer Beschwerden vorgebeugt werden. Ein ganzheitlicher Therapieansatz trägt dazu bei, das körperliche und emotionale Gleichgewicht zu erhalten und das Immunsystem zu stärken, wodurch möglichen gesundheitlichen Problemen vorgebeugt werden kann.
- **Verbesserung der Lebensqualität**: Eine ganzheitliche und individuell abgestimmte Therapie kann dazu beitragen, die Lebensqualität und das allgemeine Wohlbefinden des Patienten zu verbessern. Die Kombination von Schüßler-Salzen mit anderen Therapieformen kann dazu beitragen, das körperliche und emotionale Gleichgewicht zu fördern, den Stressabbau zu unterstützen und die Selbstwahrnehmung und Achtsamkeit zu verbessern. Dies kann wiederum zu einer höheren Lebenszufriedenheit und einem gesteigerten Wohlbefinden führen.
- **Flexibilität in der Therapie**: Die Kombination von Schüßler-Salzen mit anderen Therapieformen bietet dem Patienten und dem Therapeuten eine größere Flexibilität bei der Gestaltung der Behandlung. Je nach individuellen Bedürfnissen und Beschwerden können verschiedene Therapieansätze miteinander kombiniert und angepasst werden, um die bestmöglichen Ergebnisse zu erzielen.

Auswahl, Dosierung und Anwendung

Dosierung, Einnahme sowie Einnahmezeiten

Zur Erinnerung: Die Dosierung und Potenzen von Schüßler-Salzen sind entscheidende Faktoren für eine erfolgreiche Therapie. Beide Aspekte beeinflussen die Wirkung der Salze und sollten individuell auf den Patienten und die jeweilige Beschwerde abgestimmt werden.

Wie Sie bereits erfahren haben, werden Schüßler-Salze üblicherweise in den Potenzen D6 und D12 eingesetzt. Die Wahl der richtigen Potenz hängt von der Art der Beschwerden ab: Bei akuten Beschwerden wird häufig die D6-Potenz empfohlen, während bei chronischen Beschwerden die D12-Potenz zum Einsatz kommt. Dennoch sollte die Potenzwahl immer in Zusammenarbeit mit einem Experten getroffen werden, da die individuellen Bedürfnisse variieren können.

Die Dosierung von Schüßler-Salzen richtet sich nach verschiedenen Faktoren wie Alter, Gewicht und speziellen Umständen des Patienten. Allgemein gilt, dass Erwachsene und Kinder ab 12 Jahren 1 bis 2 Tabletten einnehmen, während für jüngere Kinder eine reduzierte Dosierung empfohlen wird. In besonderen Situationen, wie z. B. während der Schwangerschaft oder bei chronischen Erkrankungen, kann die Dosierung angepasst werden.

Bei akuten Beschwerden wird empfohlen, Schüßler-Salze in kurzen Abständen einzunehmen, etwa alle 30 Minuten bis 2 Stunden. Bei chronischen Beschwerden ist eine Einnahme mehrmals täglich ausreichend.

Für die Einnahme von Schüßler-Salzen gibt es einige praktische Tipps: Die Tabletten sollten vorzugsweise etwa 30 Minuten vor oder nach dem Essen erfolgen. Sie können entweder im Mund zergehen gelassen oder in Wasser aufgelöst und getrunken werden. Bei einigen Schüssler-Salzen kann die Tageszeit eine Rolle spielen, um die bestmögliche Wirkung zu erzielen. Beispielsweise wird das Schüssler-Salz Nr. 3, Ferrum phosphoricum, das bei Entzündungen und Erkältungen eingesetzt wird, am besten morgens eingenommen, während das Schüssler-Salz Nr. 7, Magnesium phosphoricum, das bei Muskelverspannungen und Krämpfen hilfreich ist, am Abend eingenommen wird. Achten Sie dabei unbedingt auf die Empfehlungen der Packungsbeilage des jeweiligen Salzes.

Schüßler-Salze können sowohl bei akuten als auch bei chronischen Beschwerden eingesetzt werden. Bei akuten Beschwerden können sie schnell wirken, um Symptome zu lindern und die Genesung zu unterstützen. Bei chronischen Beschwerden können sie eine unterstützende Rolle spielen, indem sie den Körper dabei unterstützen, langfristig ein gesundes Gleichgewicht aufrechtzuerhalten und die Lebensqualität zu verbessern. Für welche Beschwerden Sie die Schüßler-Salze konkret einsetzen können, erfahren Sie im Rahmen der nachfolgenden Erläuterungen.

Beschwerden behandeln mit Schüßler-Salzen – von Kopf bis Fuß

In diesem Kapitel werden wir uns eingehender mit der Behandlung verschiedener Beschwerden mit Schüßler-Salzen befassen. Dabei betrachten wir verschiedene Körperregionen und Lebenssituationen, um Ihnen einen umfassenden Überblick darüber zu geben, wie Schüßler-Salze zur Linderung von Beschwerden und zur Förderung des allgemeinen Wohlbefindens beitragen können. Wir beginnen mit dem Allgemeinbefinden und der Psyche und arbeiten uns dann alphabetisch durch die verschiedenen Behandlungsbereiche. Die nachfolgenden Beschwerden können Sie mithilfe der Schüßler-Salze behandeln:

Behandlungs-bereich	**Mögliche Erkrankungen (beispielhaft)**	**Empfohlenes Schüßler-Salz**	**Dosierung (akut)**	**Dosierung (chronisch)**
Allgemein befinden	-Ängste -innere Unruhe -Nervosität -Niedergeschlagenheit -Stress	-Nr. 5 Kalium phosphoricum -Nr. 7 Magnesium phosphoricum -Nr. 16 Lithium chloratum -Nr. 17 Manganum sulfuricum -Nr. 20 Kalium aluminium sulfuricum	1 Tabl./3-5 Tropfen alle 1-2 Stunden	3 x täglich 1-2 Tabl./5-10 Tropfen
Allergien	-Heuschnupfen -Kontaktdermatitis -Lebensmittelallergien -Pollenallergie -Tierhaarallergie	-Nr. 3 Ferrum phosphoricum -Nr. 4 Kalium chloratum -Nr. 8 Natrium chloratum	1 Tabl./3-5 Tropfen jede Stunde	3 x täglich 1 Tabl./3-5 Tropfen

Atemwegs erkrankungen	-Asthma -Bronchitis -COPD -Lungenentzün-dung -Sinusitis	-Nr. 3 Ferrum phosphoricum -Nr. 4 Kalium chloratum -Nr. 6 Kalium sulfuricum -Nr. 7 Magne-sium phosphor-icum -Nr. 8 Natrium chloratum	1 Tabl./3-5 Tropfen alle 1-2 Stunden	3 x täglich 1-2 Tabl./5-10 Tropfen
Bauchraum	-Blähungen -Magenschmer-zen -Reizdarm -Sodbrennen -Verstopfung	-Nr. 9 Natrium phosphoricum -Nr. 10 Natrium sulfuricum -Nr. 11 Silicea -Nr. 19 Cuprum arsenicosum -Nr. 20 Kalium aluminium sul-furicum	1 Tablette oder 3-5 Tropfen alle 15 Min. für eine Stunde	3 x täglich 1 Tabl./3-5 Trop-fen
Bindegewebs-schwäche	-Cellulite -Dehnungs-streifen -Krampfadern -Schwaches Bindegewebe -Wassereinla-gerungen	-Nr. 1 Calcium fluoratum -Nr. 11 Silicea	1 Tabl./3-5 Tropfen alle 1-2 Stunden	3 x täglich 1-2 Tabl./5-10 Tropfen

Bluthochdruck	-Atemnot -Herzrasen -Hypertonie -Kopfschmer- zen -Schwindel	-Nr. 3 Ferrum phosphoricum -Nr. 5 Kalium phosphoricum -Nr. 7 Magne-sium phospho-ricum -Nr. 15 Kalium jodatum -Nr. 17 Man-ganum sulfuri-cum	1 Tabl./3-5 Tropfen alle 1-2 Stunden	3 x täglich 1-2 Tabl./5-10 Tropfen
Brustbereich	-Angina pecto-ris -Herzinsuffizi-enz -Herz-Kreislauf-Beschwerden -Herzrhythmus-störungen -Herzschwäche	-Nr. 3 Ferrum phosphoricum -Nr. 5 Kalium phosphoricum -Nr. 7 Magne-sium phospho-ricum -Nr. 15 Kalium jodatum -Nr. 17 Man-ganum sulfuri-cum	1 Tablette oder 3-5 Tropfen alle 15 Min. für eine Stunde	3 x täglich 1 Tabl./3-5 Trop-fen
Burnout	-Antriebslosig-keit -Erschöpfung -Konzentrati-onsschwäche -Nervosität -Schlafstörun-gen	-Nr. 2 Calcium phosphoricum -Nr. 5 Kalium phosphoricum -Nr. 7 Magne-sium phosphor-icum -Nr. 8 Natrium chloratum -Nr. 10 Natrium sulfuricum	1 Tablette oder 3-5 Tropfen alle 15 Min. für eine Stunde	3 x täglich 1 Tabl./3-5 Trop-fen

Darm-erkrankungen	-Chronisch-entzündliche Darmerkrankungen -Divertikulitis -Reizdarm -Verdauungs-störungen -Verstopfung	-Nr. 4 Kalium chloratum -Nr. 9 Natrium phosphoricum -Nr. 10 Natrium sulfuricum	1 Tabl./3-5 Tropfen alle 1-2 Stunden	3 x täglich 1-2 Tabl./5-10 Tropfen
Durchblutungs-störungen	-Kalte Hände und Füße -Krampfadern -Kribbeln -Raynaud-Syndrom -Schwindel	-Nr. 4 Kalium chloratum -Nr. 5 Kalium phosphoricum -Nr. 7 Magnesium phosphoricum -Nr. 11 Silicea -Nr. 17 Manganum sulfuricum	1 Tabl./3-5 Tropfen alle 1-2 Stunden	3 x täglich 1-2 Tabl./5-10 Tropfen
Erkältungen/ Grippe	-Fieber -Glieder-schmerzen -Halsschmerzen -Husten -Schnupfen	-Nr. 3 Ferrum phosphoricum -Nr. 4 Kalium chloratum -Nr. 6 Kalium sulfuricum -Nr. 7 Magnesium phosphoricum -Nr. 8 Natrium chloratum	1 Tabl./3-5 Tropfen alle 15 Min. für eine Stunde	3 x täglich 1 Tabl./3-5 Tropfen
Erste Hilfe bei Verletzungen und Prellungen	-Blutergüsse -Prellungen -Schwellungen -Verstauchungen -Wunden	-Nr. 1 Calcium fluoratum -Nr. 3 Ferrum phosphoricum -Nr. 4 Kalium chloratum -Nr. 8 Natrium chloratum Nr. 11 Silicea	1 Tabl./3-5 Tropfen alle 15 Min. für eine Stunde	3 x täglich 1 Tabl./3-5 Tropfen

Erschöpfung	-Antriebslosigkeit -Burnout -Konzentrationsschwäche -Müdigkeit -Schwäche	-Nr. 2 Calcium phosphoricum -Nr. 5 Kalium phosphoricum -Nr. 7 Magnesium phosphoricum -Nr. 8 Natrium chloratum -Nr. 10 Natrium sulfuricum	1 Tabl./3-5 Tropfen alle 1-2 Stunden	3 x täglich 1-2 Tabl./5-10 Tropfen
Gelenk- und Muskelschmerzen	-Arthritis -Arthrose -Muskelverspannungen -Rheuma -Rückenschmerzen	-Nr. 1 Calcium fluoratum -Nr. 2 Calcium phosphoricum -Nr. 7 Magnesium phosphoricum -Nr. 11 Silicea Nr. 12 Calcium sulfuricum	1 Tabl./3-5 Tropfen alle 1-2 Stunden	3 x täglich 1-2 Tabl./5-10 Tropfen
Gewichtsreduktion	-Adipositas -Fettleibigkeit -Gewichtszunahme -Übergewicht -Ungesunde Ernährung	-Nr. 4 Kalium chloratum -Nr. 9 Natrium phosphoricum -Nr. 10 Natrium sulfuricum	1 Tabl./3-5 Tropfen alle 1-2 Stunden	3 x täglich 1-2 Tabl./5-10 Tropfen
Hals-Nasen-Ohren-Beschwerden	-Heiserkeit -Hörsturz -Mandelentzündung -Nasennebenhöhlenentzündung -Ohrenschmerzen	-Nr. 3 Ferrum phosphoricum -Nr. 4 Kalium chloratum -Nr. 6 Kalium sulfuricum -Nr. 21 Zincum chloratum -Nr. 24 Arsenum jodatum	1 Tabl./3-5 Tropfen alle 15 Min. für eine Stunde	3 x täglich 1 Tabl./3-5 Tropfen

Haut-erkrankungen	-Akne -Ekzeme -Neurodermitis -Schuppen-flechte -trockene Haut	-Nr. 4 Kalium chloratum -Nr. 6 Kalium sulfuricum -Nr. 8 Natrium chloratum -Nr. 11 Silicea -Nr. 21 Zincum chloratum	1 Tabl./3-5 Tropfen alle 1-2 Stunden	3 x täglich 1-2 Tabl./5-10 Tropfen
Hormonelle Störungen	-Menstruati-onsbeschwer-den -PMS (Prä-menstruelles Syndrom) -Schilddrüsen-überfunktion -Schilddrüsen-unterfunktion -Wechseljahrs-beschwerden	-Nr. 7 Magne-sium phospho-ricum -Nr. 15 Kalium jodatum -Nr. 17 Man-ganum sulfuri-cum -Nr. 21 Zincum chloratum -Nr. 27 Kalium bichromicum	1 Tabl./3-5 Tropfen alle 1-2 Stunden	3 x täglich 1-2 Tabl./5-10 Tropfen
Immunsystem-Stärkung	-allgemeine Schwäche - nach Erkältun-gen - nach Grippe -im Anschluss an häufige In-fekte -Müdigkeit	-Nr. 3 Ferrum phosphoricum -Nr. 5 Kalium phosphoricum -Nr. 6 Kalium sulfuricum -Nr. 8 Natrium chloratum -Nr. 10 Natrium sulfuricum	1 Tabl./3-5 Tropfen alle 1-2 Stunden	3 x täglich 1-2 Tabl./5-10 Tropfen

Insektenstiche und Haut-irritationen	-Insektenstiche -Juckreiz -Rötungen -Schwellungen -Sonnenbrand	-Nr. 3 Ferrum phosphoricum -Nr. 4 Kalium chloratum -Nr. 7 Magne-sium phosphor-icum -Nr. 8 Natrium chloratum -Nr. 11 Silicea	1 Tabl./3-5 Tropfen alle 15 Min. für eine Stunde	3 x täglich 1 Tabl./3-5 Trop-fen
Kinder-krankheiten	-Drei-Tage-Fie-ber -Keuchhusten -Mumps -Scharlach -Windpocken	-Nr. 3 Ferrum phosphoricum -Nr. 4 Kalium chloratum -Nr. 5 Kalium phosphoricum -Nr. 7 Magne-sium phosphor-icum -Nr. 8 Natrium chloratum	-Kinder unter 1 Jahr: 1 Tropfen alle 30-60 Mi-nuten, max. 6 x täglich -Kinder von 1-6 Jahren: 1 Tabl./1-2 Trop-fen alle 15-30 Minuten, max. 8 x täglich -Kinder von 6-12 Jahren: 1 Tabl./2-3 Trop-fen alle 15-30 Minuten, max. 10 x täglich	-Kinder unter 1 Jahr: 1 Tropfen 1-2 x täglich -Kinder von 1-6 Jahren: 1 Tabl./1-2 Trop-fen 2-3 x täg-lich -Kinder von 6-12 Jahren: 1 Tabl./2-3 Trop-fen 3 x täglich
Kopfschmerzen und Migräne	-Clusterkopf-schmerzen -Koffeinentzug -Medikamen-tenbedingte Kopfschmerzen -Migräne -Spannungs-kopfschmerzen	-Nr. 2 Calcium phosphoricum -Nr. 5 Kalium phosphoricum -Nr. 7 Magne-sium phosphor-icum -Nr. 8 Natrium chloratum -Nr. 9 Natrium phosphoricum	1 Tabl./3-5 Tropfen alle 15 Min. für eine Stunde	3 x täglich 1 Tabl./3-5 Trop-fen

Menstruations-beschwerden	-Krämpfe -Menstruati-onskopf-schmerzen -PMS -Stimmungs-schwankungen -starke Blutun-gen	-Nr. 4 Kalium chloratum -Nr. 7 Magne-sium phospho-ricum -Nr. 15 Kalium jodatum -Nr. 20 Kalium aluminium sul-furicum -Nr. 27 Kalium bichromicum	1 Tabl./3-5 Tropfen alle 1-2 Stunden	3 x täglich 1-2 Tabl./5-10 Tropfen
Muskelkrämpfe und Verspannungen	-Ischiasschmer-zen -Muskelver-spannungen -Nacken-schmerzen -nächtliche Wa-denkrämpfe -Rücken-schmerzen	-Nr. 2 Calcium phosphoricum -Nr. 7 Magne-sium phosphor-icum -Nr. 12 Calcium sulfuricum -Nr. 22 Calcium carbonicum -Nr. 25 Aurum chloratum nat-ronatum	1 Tabl./3-5 Tropfen alle 1-2 Stunden	3 x täglich 1-2 Tabl./5-10 Tropfen
Nervosität und Stress	-Bluthochdruck -innere Unruhe -Nervosität -Prüfungsangst -Schlafstörun-gen	-Nr. 5 Kalium phosphoricum -Nr. 7 Magne-sium phosphor-icum -Nr. 16 Lithium chloratum -Nr. 21 Zincum chloratum -Nr. 28 Natrium sulfuricum	1 Tabl./3-5 Tropfen alle 15 Min. für eine Stunde	3 x täglich 1 Tabl./3-5 Trop-fen

Psychische Probleme/ Erkrankungen	-Angststörungen -Burnout -Depression -Essstörungen -Panikstörung	-Nr. 5 Kalium phosphoricum -Nr. 6 Kalium sulfuricum -Nr. 7 Magnesium phosphoricum -Nr. 11. Silicea -Nr. 14. Kalium bromatum -Nr. 15. Kalium jodatum -Nr. 16 Lithium chloratum -Nr. 17 Manganum sulfuricum -Nr. 20 Kalium aluminium sulfuricum -Nr. 22. Calcium carbonicum	1 Tabl./3-5 Tropfen alle 1-2 Stunden	3 x täglich 1-2 Tabl./5-10 Tropfen
Reisekrankheit	-Flugangst -Höhenkrankheit -Reiseübelkeit -Seekrankheit -Tauchkrankheit	-Nr. 5 Kalium phosphoricum -Nr. 7 Magnesium phosphoricum -Nr. 8 Natrium chloratum -Nr. 20 Kalium aluminium sulfuricum -Nr. 26 Selenium	1 Tabl./3-5 Tropfen alle 15 Min. für eine Stunde	3 x täglich 1 Tabl./3-5 Tropfen

Rücken- und Gelenk-schmerzen	-Arthrose -Bandscheiben-beschwerden -Hexenschuss -Rheuma -Sehnenschei-denentzündung	-Nr. 1 Calcium fluoratum -Nr. 2 Calcium phosphoricum -Nr. 7 Magne-sium phosphor-icum -Nr. 9 Natrium phosphoricum -Nr. 11 Silicea	1 Tabl./3-5 Tropfen alle 1-2 Stunden	3 x täglich 1-2 Tabl./5-10 Tropfen
Schlaf-störungen	-Ein- und Durchschlafstö-rungen -Nervosität -nächtliches Er-wachen -Schlafapnoe -Unruhezu-stände	-Nr. 5 Kalium phosphoricum -Nr. 7 Magne-sium phosphor-icum -Nr. 14 Kalium bromatum -Nr. 16 Lithium chloratum -Nr. 21 Zincum chloratum	1 Tabl./3-5 Tropfen alle 15 Min. für eine Stunde	3 x täglich 1 Tabl./3-5 Trop-fen
Schwanger-schaft und Stillen	-Brustwarzen-entzündung -Milchstau -Schwanger-schaftsbe-schwerden -Stillprobleme -Waden-krämpfe	-Nr. 2 Calcium phosphoricum -Nr. 4 Kalium chloratum -Nr. 7 Magne-sium phosphor-icum -Nr. 8 Natrium chloratum -Nr. 17 Man-ganum sulfuri-cum	1 Tabl./3-5 Tropfen alle 1-2 Stunden	3 x täglich 1-2 Tabl./5-10 Tropfen

Stoffwechsel-störungen	-Diabetes -Gicht -Hyperthyreose -Hypothyreose -Metabolisches Syndrom	-Nr. 7 Magnesium phosphoricum -Nr. 8 Natrium chloratum -Nr. 9 Natrium phosphoricum -Nr. 10 Natrium sulfuricum -Nr. 23 Natrium bicarbonicum	1 Tabl./3-5 Tropfen alle 1-2 Stunden	3 x täglich 1-2 Tabl./5-10 Tropfen
Unterleibs-schmerzen	-Beckenentzündung -Blasenentzündung -Eierstockzysten -Endometriose -Menstruationsbeschwerden	-Nr. 4 Kalium chloratum -Nr. 7 Magnesium phosphoricum -Nr. 8 Natrium chloratum -Nr. 10 Natrium sulfuricum -Nr. 19 Cuprum arsenicosum	1 Tabl./3-5 Tropfen alle 15 Min. für eine Stunde	3 x täglich 1-2 Tabl./5-10 Tropfen
Verdauungs-probleme	-Blähungen -Durchfall -Hämorrhoiden -Reizdarm -Verstopfung	-Nr. 9 Natrium phosphoricum -Nr. 10 Natrium sulfuricum -Nr. 11 Silicea -Nr. 21 Zincum chloratum -Nr. 25 Aurum chloratum natronatum	1 Tabl./3-5 Tropfen alle 15 Min. für eine Stunde	3 x täglich 1-2 Tabl./5-10 Tropfen

Wechseljahrs-beschwerden	-Hitzewallungen -Schweißausbrüche -Schlafstörungen -Stimmungs-schwankungen -Trockenheit der Schleimhäute	-Nr. 7 Magnesium phosphoricum -Nr. 8 Natrium chloratum -Nr. 15 Kalium jodatum -Nr. 20 Kalium aluminium sulfuricum -Nr. 27 Kalium bichromicum	1 Tabl./3-5 Tropfen alle 15 Min. für eine Stunde	3 x täglich 1 Tabl./3-5 Tropfen
Wundheilung und Narbenpflege	-Aknenarben -Operations-narben -Schnittwunden -Verbrennungen -Verhärtungen und Verwachsungen	-Nr. 3 Ferrum phosphoricum -Nr. 12 Calcium sulfuricum -Nr. 11 Silicea -Nr. 17 Manganum sulfuricum -Nr. 18 Calcium sulfuratum	1 Tabl./3-5 Tropfen alle 15 Min. für eine Stunde	3 x täglich 1 Tabl./3-5 Tropfen
Zahn- und Zahnfleisch-beschwerden	-Karies -Parodontitis -Zahnfleisch-entzündungen -Zahnfleisch-schwund -Zahnschmerzen	-Nr. 1 Calcium fluoratum -Nr. 2 Calcium phosphoricum -Nr. 11 Silicea -Nr. 17 Manganum sulfuricum -Nr. 21 Zincum chloratum	1 Tabl./3-5 Tropfen alle 15 Min. für eine Stunde	3 x täglich 1 Tabl./3-5 Tropfen
Ödeme und Wasser-einlagerungen	-Geschwollene Füße -Lymphstau -Schwellungen -Schwere Beine -Wassereinlagerungen im Gesicht	-Nr. 6 Kalium sulfuricum -Nr. 8 Natrium chloratum -Nr. 13 Kalium arsenicosum -Nr. 23 Natrium bicarbonicum -Nr. 27 Kalium bichromicum	1 Tabl./3-5 Tropfen alle 1-2 Stunden	3 x täglich 1 Tabl./3-5 Tropfen

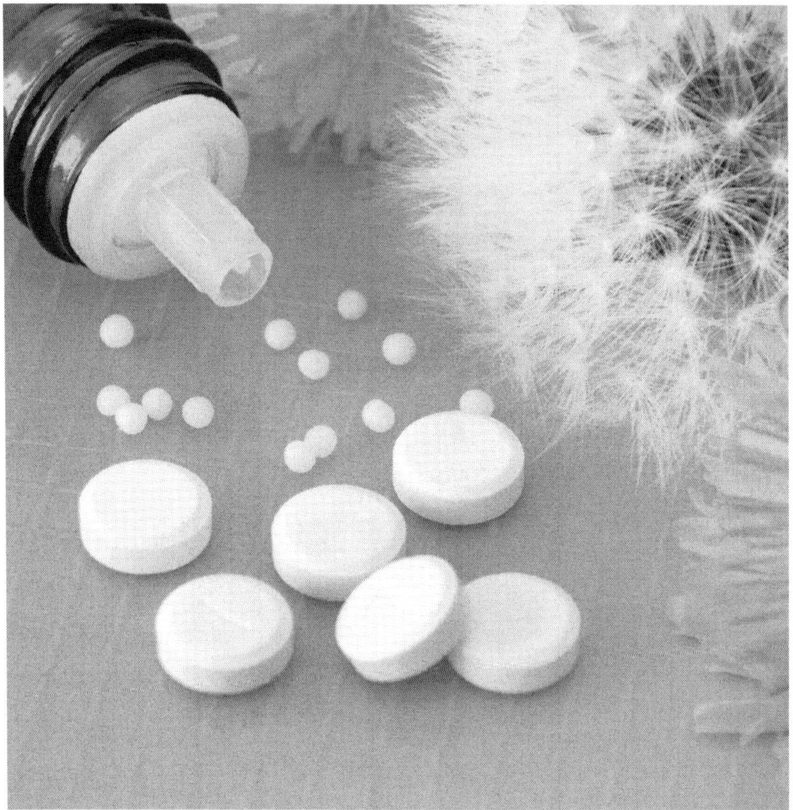

Zum Abschluss dieses Kapitels möchten wir Ihnen Mut machen, die Schüßler-Salze selbst auszuprobieren und die positiven Auswirkungen auf Ihre Gesundheit und Ihr Wohlbefinden zu erleben. Gehen Sie offen und neugierig an die Behandlung heran und lassen Sie sich von den vielfältigen Möglichkeiten der Schüßler-Salze inspirieren. Mit einer positiven Einstellung und dem nötigen Wissen sind Sie bestens gerüstet, um die Schüßler-Salze als wertvollen Begleiter auf Ihrem Weg zu einem gesunden und glücklichen Leben zu entdecken.

Schüßler-Salze – Die Grenzen der Behandlung

Obwohl Schüßler-Salze zunehmend beliebt sind und viele Anwender positive Ergebnisse erzielen, gibt es Grenzen in ihrer Anwendung und Wirksamkeit. Folgendes gilt es, zu beachten:

- Sie sind keine Wunderheilmittel und sollten nicht als Ersatz für umfassende medizinische Versorgung dienen. Bei schwerwiegenden Erkrankungen wie Krebs oder Herzerkrankungen ist es wichtig, sich auf die schulmedizinische Behandlung und die Anweisungen eines Arztes zu verlassen. Schüßler-Salze können als unterstützende Therapie dienen, aber niemals als alleinige Therapie.

- Es ist entscheidend, die zugrunde liegenden Ursachen einer Erkrankung zu erkennen und zu beseitigen, wie z. B. ungesunde Lebensgewohnheiten, um die optimale Wirkung der Schüßler-Salze zu erzielen.
- Die Einnahme sollte bei den ersten Anzeichen von Beschwerden beginnen. Wenn trotz Anwendung keine deutliche Besserung innerhalb eines halben Tages eintritt, sollte ein Arzt oder Heilpraktiker konsultiert werden. Bei chronischen Erkrankungen kann die Behandlungsdauer jedoch zwei bis drei Monate betragen.
- Die Schüßler-Salz-Therapie ist nicht oder nur begrenzt geeignet für die Behandlung von:
a. akuten Notfällen
b. schweren und komplexen Erkrankungen wie Krebs, Autoimmunerkrankungen oder unkontrolliertem Diabetes
c. bakteriellen oder viralen Infektionen wie Lungenentzündung und Hepatitis
d. schweren psychischen Erkrankungen wie Schizophrenie oder bipolare Störung
e. erblichen oder genetischen Störungen
In diesen Fällen ist es wichtig, auf konventionelle medizinische Behandlungen zurückzugreifen. Schüßler-Salze können unterstützend wirken, ersetzen jedoch keine gezielte Therapie.
- Die Grenzen der Selbstbehandlung sollten erkannt werden. Bei schwerwiegenden oder anhaltenden Beschwerden ist es ratsam, einen Arzt aufzusuchen. Eine sorgfältige Auswahl der passenden Schüßler-Salze und realistische Erwartungen sind entscheidend für bestmögliche Ergebnisse.
- Mögliche Nebenwirkungen oder Unverträglichkeiten sollten beachtet werden, insbesondere bei Laktoseintoleranz. In solchen Fällen sind laktosefreie Präparate oder alternative Darreichungsformen wie Tropfen oder Globuli empfehlenswert.

• Man sollte sich bewusst sein, dass der Organismus in manchen Fällen, insbesondere bei geschwächtem Körper, möglicherweise nicht mehr auf Schüßler-Salze reagiert. Dann sollten andere Behandlungsmöglichkeiten in Betracht gezogen werden, wie zum Beispiel Akupunktur, Homöopathie, pflanzliche Heilmittel oder physiotherapeutische Maßnahmen. In einigen Fällen kann es auch ratsam sein, eine schulmedizinische Therapie oder medikamentöse Behandlung in Erwägung zu ziehen, um die zugrundeliegende Erkrankung effektiv zu bekämpfen.

Schüßler-Salze können bei vielen gesundheitlichen Beschwerden eine alternative und unterstützende Therapieform darstellen. Durch ihre Anwendung können das körperliche und psychische Wohlbefinden verbessert sowie die Selbstheilungskräfte des Körpers aktiviert werden. Sie bieten eine natürliche Möglichkeit, leichte bis moderate Beschwerden und Erkrankungen zu behandeln und das Gleichgewicht im Körper wiederherzustellen.

Jedoch ist es wichtig, die Grenzen dieser Behandlungsmethode zu erkennen und zu respektieren. Schüßler-Salze sollten nicht als Ersatz für eine angemessene medizinische Versorgung oder bei schwerwiegenden Erkrankungen betrachtet werden. In solchen Fällen ist es ratsam, auf schulmedizinische Behandlungen zurückzugreifen oder die Anweisungen eines Arztes oder Heilpraktikers zu befolgen.

BONUS: Die „Heiße 7“

Die „Heiße 7“ ist eine bekannte Anwendungsform, die das Schüßler-Salz Nr. 7, Magnesium phosphoricum, einsetzt. Sie ist insbesondere aufgrund ihrer Milderung von Krämpfen, Verspannungen, Schmerzen und Unruhezuständen geschätzt. Bei der „Heißen 7“ dient Magnesium phosphoricum als natürliche, schmerzlindernde und muskelentspannende Substanz. Die Wärme, die bei der Verabreichung des Salzes zum Einsatz kommt, verbessert die Aufnahme über die Mundschleimhaut und erhöht die entspannende Wirkung auf die Muskulatur. Magnesium phosphoricum hat eine beruhigende und entspannende Wirkung und unterstützt dabei, die körpereigenen Energiereserven wiederherzustellen. Aus biochemischer Perspektive enthält das Schüssler Salz Nr. 7 basisches Magnesium und sauren Phosphor. Solche Kombinationen wirken harmonisierend und ausgleichend auf den Körper. Dieser muss die beiden Elemente nicht mehr selbst verbinden.

Folgende Bereiche können mit der „Heißen 7“ behandelt werden:

- **Atemwegsbeschwerden**
Die „Heiße 7“ kann bei asthmatischen Beschwerden, Bronchitis oder anderen Atemwegserkrankungen eingesetzt werden, um die Atemmuskulatur zu entspannen und die Atmung zu erleichtern.
- **Heißhungerattacken**
Die „Heiße 7“ kann bei Heißhungerattacken eingesetzt werden, um das emotionale Gleichgewicht zu unterstützen und Stress abzubauen, der häufig zu übermäßigem Essen führt. Magnesium phosphoricum kann dazu beitragen, das Verlangen nach süßen oder fettigen Lebensmitteln, insbesondere nach dunkler Schokolade, zu reduzieren, indem es den Magnesiumspiegel im Körper ausgleicht.
- **Migräne und Kopfschmerzen**
Die entspannende Wirkung der „Heißen 7“ auf die Muskulatur kann dazu beitragen, Spannungskopfschmerzen und Migräneattacken zu lindern, indem sie die Durchblutung fördert und den Muskeltonus reguliert.
- **Muskelkater und -verspannungen**
Die „Heiße 7“ kann nach körperlicher Anstrengung oder bei Muskelverspannungen eingenommen werden, um die Regeneration zu unterstützen und Muskelkater vorzubeugen.
- **Menstruationsbeschwerden**
Die „Heiße 7“ kann bei Menstruationsbeschwerden wie Krämpfen, Schmerzen oder Stimmungsschwankungen helfen, indem sie die Muskulatur entspannt.

- **Nervenschmerzen**
Die „Heiße 7“ kann bei Neuralgien und anderen Nervenschmerzen eingesetzt werden, um die Schmerzen zu lindern und die Nervenfunktion zu unterstützen.

- **Schwangerschaft und Geburt**
Die „Heiße 7“ kann während der Schwangerschaft und Geburt angewendet werden, um krampfartige Schmerzen und Muskelverspannungen zu lindern. Sie ist hilfreich zur Entspannung der Muskulatur und kann auch während der Wehen zur Unterstützung eingesetzt werden.

- **Schlafstörungen**
Die entspannende Wirkung der „Heißen 7“ auf das Nervensystem kann dazu beitragen, Schlafstörungen zu verbessern und einen erholsamen Schlaf zu fördern.

- **Sportliche Leistung**
Die Einnahme der „Heißen 7“ kann die sportliche Leistung verbessern, indem sie die Muskelfunktion unterstützt, Krämpfe reduziert und die Regeneration nach dem Training fördert.

- **Verdauungsprobleme**
Die „Heiße 7“ kann bei Verdauungsbeschwerden wie Blähungen, Völlegefühl oder Verstopfung helfen, indem sie die Darmmuskulatur entspannt und die Verdauung unterstützt.

- **Stress und Angstzustände**
Die „Heiße 7“ kann zur Entspannung und Beruhigung bei Stress und Angstzuständen beitragen, indem sie die nervliche Anspannung reduziert.

- **Wachstumsschmerzen und Zahnen bei Kindern**
Die „Heiße 7“ kann bei Wachstumsschmerzen helfen, die Muskulatur zu entspannen und die Schmerzen des Zahnens zu lindern. Verwenden Sie hier eine Dosierung von 5 Tabletten und achten Sie darauf, die Lösung nicht zu heiß zu servieren.

Im Weiteren erhalten Sie Informationen, wie Sie die „Heiße 7“ zubereiten und welche Hinweise und Erläuterungen für eine bestmögliche Anwendung beachtet werden sollten.

Schritt-für-Schritt-Anleitung zur Zubereitung der „Heißen 7“

- Nehmen Sie ein Glas und füllen Sie es mit etwa 200 ml heißem Wasser. Das Wasser sollte nicht kochend heiß sein, sondern eher eine angenehme Trinktemperatur haben.
- Geben Sie 10 Tabletten Schüßler-Salz Nr. 7, Magnesium phosphoricum, in das Glas mit dem heißen Wasser.
- Rühren Sie das Wasser mit einem Plastiklöffel, bis sich die Tabletten vollständig aufgelöst haben. Achten Sie darauf, dass keine Tablettenreste übrig bleiben.
- **Wichtig**: Trinken Sie die „Heiße 7“ in kleinen Schlucken und behalten Sie jeden Schluck für einen kurzen Augenblick im Mund, um die Aufnahme über die Mundschleimhäute zu begünstigen.

Nützliche Tipps und Erklärungen zur Anwendung der „Heißen 7“:

- Die „Heiße 7“ kann bei Bedarf eingenommen werden, beispielsweise bei akuten Beschwerden oder zur Entspannung vor dem Schlafengehen. Bei regelmäßiger Anwendung sollte die „Heiße 7“ idealerweise zwischen den Mahlzeiten eingenommen werden, um die Aufnahme der Mineralsalze über die Mundschleimhaut zu optimieren.
- Die „Heiße 7“ kann bei Bedarf mehrmals täglich eingenommen werden. Bei akuten Beschwerden kann sie sogar alle 5-10 Minuten getrunken werden, bis eine Besserung eintritt, jedoch sollten es nicht mehr als insgesamt 30 Tabletten sein. Sollte sich dann keine Besserung einstellen, wenden Sie sich an Ihren Arzt oder Heilpraktiker.
- Die „Heiße 7“ kann auch mit anderen Schüßler-Salzen kombiniert werden, um eine synergistische Wirkung zu erzielen. Zum Beispiel kann sie bei Erkältungsbeschwerden zusammen mit Schüßler-Salz Nr. 3 (Ferrum phosphoricum) eingenommen werden.
- Wenn Sie laktoseintolerant sind, achten Sie darauf, laktosefreie Tabletten oder alternative Darreichungsformen wie Tropfen oder Globuli zu verwenden.

Ganzheitlichkeit als Mittel der Wahl

Schüßler-Salze und andere alternative Heilmethoden haben bereits zu einem Paradigmenwechsel beigetragen, der den Fokus auf Prävention, Selbstfürsorge und die Stärkung der körpereigenen Selbstheilungskräfte legt. Diese etablierten Ansätze haben eine Veränderung der gesellschaftlichen Einstellungen gegenüber Gesundheit und Krankheit bewirkt und ein Umdenken in der Art und Weise, wie wir unser Gesundheitssystem gestalten und finanzieren, angestoßen.

Ein Beispiel, das die Bedeutung der Ganzheitlichkeit in der Medizin eindrucksvoll unterstreicht, ist der Ansatz der Traditionellen Chinesischen Medizin (TCM). Die TCM betrachtet ebenfalls die Ganzheitlichkeit und hat eine lange Tradition in der Behandlung von gesundheitlichen Beschwerden. In der TCM steht der Mensch als Einheit von Körper, Geist und Seele im Mittelpunkt und die Therapieansätze zielen darauf ab, das Gleichgewicht dieser Elemente wiederherzustellen und somit die Gesundheit zu fördern. Diese Methoden macht sich auch die Anwendung der Schüßler-Salze zunutze und legt den Fokus auf die Aktivierung der Selbstheilungskräfte des Körpers und der Harmonisierung von Energien.

Die ganzheitlichen Ansätze aus ähnlichen medizinischen Konzepten anderer Kulturen zeigen, dass die integrative Medizin, die konventionelle und alternative Therapien miteinander verbindet, bereits auf einer langjährigen Erfahrung und Praxis basiert, die sich in der Vergangenheit bereits vielfach bewährt hat. Dies verdeutlicht die Bedeutung und das Potenzial solcher Methoden für die zukünftige Entwicklung der Medizin und die Verbesserung des gesundheitlichen Wohlbefindens der Menschen weltweit.

In diesem Buch haben wir uns eingehend mit den biochemischen Grundlagen der Schüßler-Salze befasst und einen umfassenden Überblick über ihre Anwendung in der Therapie verschiedener Beschwerden gegeben. Beginnend mit einer Einführung in die Behandlung mit Schüßler-Salzen, haben wir die verschiedenen Aspekte der Therapie und die Anwendung der einzelnen Salze erläutert.

Im weiteren Verlauf haben wir uns auf die Selbstbehandlung mit Schüßler-Salzen konzentriert und wichtige Informationen und Empfehlungen für eine erfolgreiche Anwendung vorgestellt. Das Buch hat auch eine detaillierte Betrachtung der Behandlungsmöglichkeiten für verschiedene Beschwerden von Kopf bis Fuß vorgenommen, derer Sie sich im Anschluss bei der Behandlung Ihrer eigenen Beschwerden bedienen können. Schließlich haben wir auch die Grenzen der Schüßler-Salz-Therapie thematisiert und darauf hingewiesen, dass sie nicht als Ersatz für eine umfassende medizinische Versorgung betrachtet werden sollte. Wir haben betont, wie wichtig es ist, realistische Erwartungen an die Therapie zu haben und bei Bedarf alternative oder ergänzende Behandlungsmethoden in Betracht zu ziehen. Durch die Betrachtung von Schüßler-Salzen in einem ganzheitlichen Zusammenhang haben wir gezeigt, wie diese Therapieform in den breiteren Kontext der integrativen Medizin passt, die sowohl konventionelle als auch alternative Therapieansätze berücksichtigt. Die Zusammenarbeit zwischen Ärzten, Heilpraktikern und Patienten spielt dabei eine entscheidende Rolle für die Entwicklung individueller Therapiepläne und eine erfolgreiche Anwendung der Schüßler-Salze.

Wir hoffen, dass dieses Buch Ihnen einen umfassenden und tiefgreifenden Einblick in die Welt der Schüßler-Salze und deren Anwendung bei einer Vielzahl von Beschwerden bietet. Ziel ist es, Ihr Bewusstsein für die vielfältigen Möglichkeiten und gleichzeitig die Grenzen dieser faszinierenden Therapieform zu schärfen. Durch das Teilen von Wissen und Erfahrungen möchten wir Sie dazu inspirieren, selbst die Vorteile einer ganzheitlichen, integrativen Medizin zu erkunden und in Ihrem Alltag zu nutzen. Möge dieses Buch Ihnen als wertvoller Ratgeber und Wegweiser dienen, um ein besseres Verständnis für die Anwendung von Schüßler-Salzen zu entwickeln und damit Ihre Gesundheit und Ihr Wohlbefinden auf eine ganz neue Ebene zu bringen.

Quellenverzeichnis

Literatur:

- "Die 12 Schüßler-Salze: Theorie | Materia Medica | Repertorium | Fallbeispiele" von William Boericke
- "Das grosse Handbuch Schüßlersalze: Mineralsalze für Gesundheit und ein gutes Leben" von Gerhard Leibold
- "Handbuch der Biochemie nach Dr. Schüßler: Grundlagen, Materia medica, Repertorium" von Thomas Feichtinger
- "Mineralstoffe nach Dr. Schüssler: Ein Tor zu körperlicher und seelischer Gesundheit" von Richard Kellenberger
- "Die 12 Salze des Lebens / Biochemie nach Dr. Schüßler - Ein Ratgeber für Erwachsene und Kinder" von Angelika Gräfin Wolffskeel von Reichenberg
- Ekor, Martins. (2014). The growing use of herbal medicines: issues relating to adverse reactions and challenges in monitoring safety. Frontiers in Pharmacology, 4, 177.